# El método Takimika

Primera edición: septiembre de 2023
Título original: *Takimika Training*

© POWER AGING, 2021
© de la traducción, Raquel Viadel, 2023
© de esta edición, Futurbox Project S. L., 2023
Todos los derechos reservados. *All rights reserved.*
Originally published in Japan as TAKIMIKA TAISO by Sunmark Publishing, Inc., Tokyo, Japan in 2021.

Diseño de cubierta: Taller de los Libros

Publicado por Kitsune Books
C/ Roger de Flor, n.º 49, escalera B, entresuelo, despacho 10
08013, Barcelona
www.kitsunebooks.org

ISBN: 978-84-18524-64-6
THEMA: VFMG
Depósito legal: B 15478-2023
Preimpresión: Taller de los Libros
Impresión y encuadernación: Liberdúplex
Impreso en España – *Printed in Spain*

# MIKA TAKISHIMA

# EL MÉTODO TAKIMIKA

Aprende a envejecer lleno de energía
con la entrenadora más longeva de Japón

TRADUCCIÓN DE
Raquel Viadel

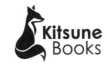

Kitsune
Books

# ÍNDICE

# Introducción

¡Hola! Mi nombre es Mika Takishima, pero quienes me conocen suelen llamarme Takimika.

Me crie en Shinagawa, un barrio de Tokio, donde nací el 15 de enero de 1931.

Después de casarme me dediqué a la educación de mis hijas, por lo que fui ama de casa a tiempo completo durante unos cuarenta años.

Ahora mis hijas ya son independientes, y me centro en disfrutar de la vida junto a mi esposo. Tengo noventa años y soy la monitora de *fitness* en activo con más edad de Japón.

«Cualquiera puede hacerlo: no importa la edad a la que empieces»: ese es mi lema.

Disculpa que salude mientras hago unos estiramientos.

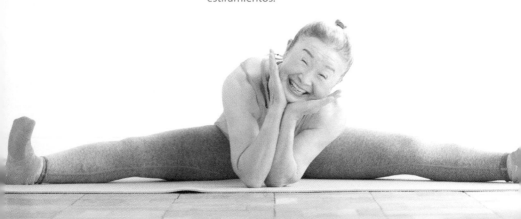

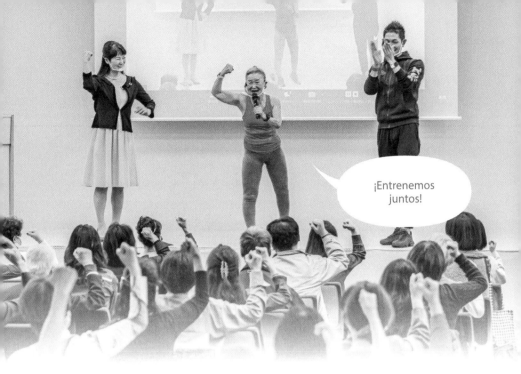

¡Entrenemos juntos!

Con esta mentalidad, viajo por todo el país enseñando los ejercicios de gimnasia Takimika. Lo cierto es que yo misma debuté como monitora a los ochenta y siete años, así que, como ves, empecé un poco tarde.

Me han preguntado muchas veces si siempre he tenido un cuerpo atlético: la respuesta es no, en absoluto.

La primera vez que hice ejercicio tenía sesenta y cinco años. Hasta entonces, lo más parecido al deporte que había realizado fue un entrenamiento de extinción de fuegos en el que participé durante la Segunda Guerra Mundial.

Después de eso, mi única ocupación había sido criar a mis hijas. Mi experiencia con el ejercicio era del todo inexistente.

Un día, a los sesenta y cinco años, cuando estaba comiendo unos dulces, mi hija se acercó y me dijo: «Mamá, ¿no crees que has engordado un poco últimamente?».

Entonces mi esposo empezó a preocuparse y me llevó al gimnasio. Ahora que lo pienso, fue un poco autoritario, pero, gracias a eso, me di cuenta de lo divertido que es hacer deporte.

En los últimos tiempos, he tenido la oportunidad de aparecer en varios programas de televisión y revistas. A raíz de esto, la gente me ha preguntado si ellos también podrían llegar a ser como yo.

No solo se trata de personas que entran en los sesenta o que se han jubilado hace poco y, por ello, empiezan a pasar más tiempo en casa, sino también de personas de veinte y cuarenta años que se preocupan por su salud en el futuro.

Piensa que, si tienes sesenta años, eres treinta años más joven que yo. Por decirlo sin rodeos, para mí alguien de sesenta años es como un bebé. Me pregunto si, cuando mire a las personas más jóvenes que yo, acabaré por imaginar que, en realidad, todavía no han nacido. Sea como sea, de lo que no hay duda es de que, si yo he podido, cualquiera es capaz hacerlo. Y no solo llegar a «ser como yo», sino «mejor que yo».

Nunca es demasiado tarde para empezar algo. Puedes empezar ahora, o puedes hacerlo mañana. Yo soy el mejor ejemplo de ello: cuando pienso en el resto de mi vida, veo que ahora es cuando más joven soy.

Por ello, no te rindas nunca. En la vida, hay muchas «primeras veces», así que no tengas miedo de probar algo nuevo. Al principio yo tampoco podía hacer muchas cosas, pero esto fue cambiando con el tiempo. Esta es mi trayectoria:

65 años: Fui al gimnasio e hice ejercicio por primera vez.
70 años: Hice mi primer intento de estirar las piernas y abrirlas por completo (lo conseguí tres años más tarde).
72 años: Hice natación y corrí una maratón por primera vez.
74 años: Empecé a bailar *hula*.
80 años: Primer entrenamiento de levantamiento de pesas.
87 años: Debuté como monitora de *fitness*.
88 años: Salté a la comba por primera vez en mi vida.
89 años: Primera vez que me puse unas pestañas postizas.
Primera vez que usé redes sociales con un *smartphone*.
Mi primera «clase internacional».
90 años: Primera clase de canto.

Cualquier nueva experiencia me emociona, desde las cosas más pequeñas hasta las más grandes, y hoy me siento rejuvenecida. En especial, el baile *hula,* que descubrí a los setenta y cuatro años, se ha convertido en una razón por la que vivir. Ahora quiero aprender inglés (ya sé cómo presentarme). Algún día, me gustaría recibir clases en el extranjero.

Cuando empecé a hacer ejercicio, adelgacé quince kilos.

Mis pantalones de esa época

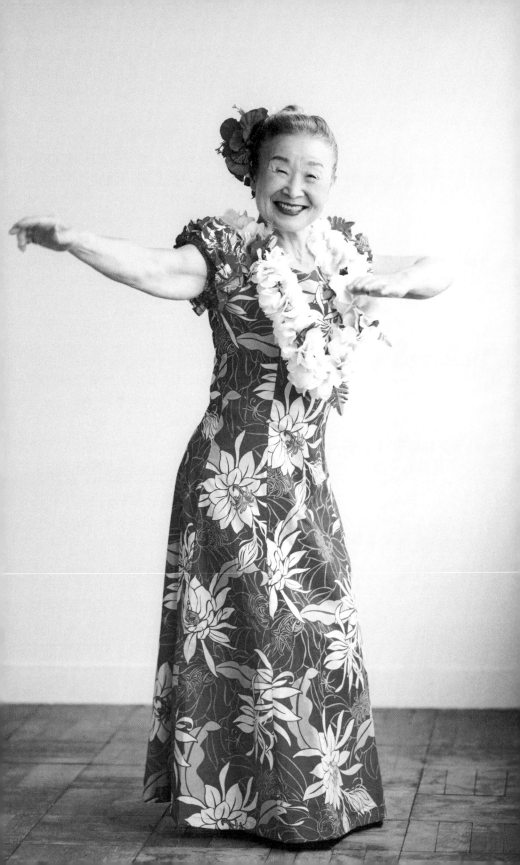

# Eres perfecto solo por estar vivo

Gracias a esta actitud, ahora, con noventa años, estoy en la etapa de la vida en que más me muevo. Por ello, déjame decirte una cosa: la edad solo es un número, y los números son solo símbolos. No son tus amigos ni tus enemigos. Tu mejor aliado eres tú mismo: no dejes que un número marque tus límites. Confía en ti, y seguro que a partir de entonces podrás hacer cualquier cosa.

Desde el año 2020, todo el mundo ha pasado por muchas situaciones difíciles, y todavía hay mucha gente pasándolo mal. Sin embargo, tú, que estás leyendo esto, sigues vivo. Por eso quiero que gritemos: «¡Todavía estamos bien!».

Yo, que he sufrido una guerra «de verdad», sé por instinto que el mundo sigue bien. En algunos momentos nos sentimos desanimados e impotentes. Estamos vivos, sí, aunque la vida no nos lo pone fácil.

Pero escúchame: no pasa nada si tienes el corazón roto. Si no te rindes, te recuperarás y volverás a ponerte en pie. Serás más fuerte que antes: confía en ti.

A lo mejor sueno un poco presuntuosa, pero lo cierto es que, cuando doy clases de gimnasia Takimika, todo el mundo se siente con más energía.

Mi sueño es que el sentimiento de «no poder más» desaparez-
ca de este mundo.

Para eso, antes que nada hay que relajar el cuerpo y la mente,
y recuperarse.

Si la mente está activa, el cuerpo también.
Si el cuerpo está activo, la mente también.

Si los ejercicios Takimika que te ofrezco en este libro y mi propia
historia pueden ayudarte, me harás sentir muy feliz.

Mika Takishima

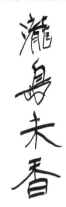

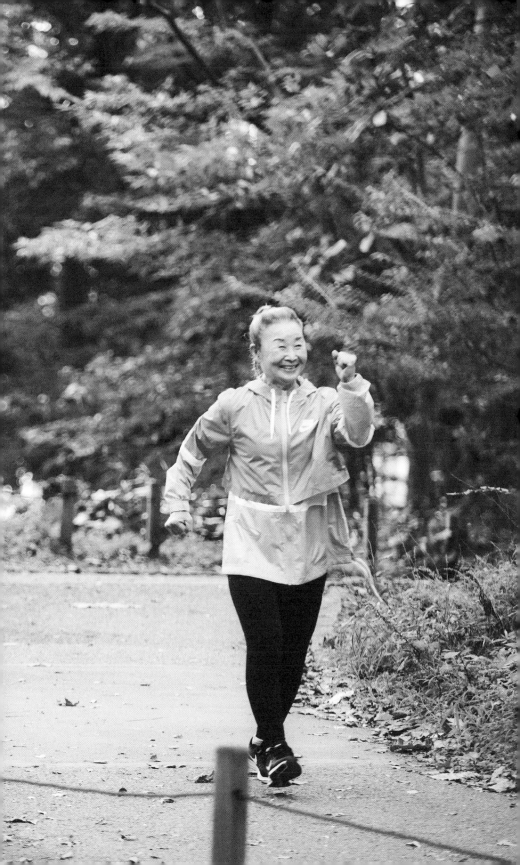

# Gimnasia Takimika

## ¿Qué es?

La gimnasia Takimika es un tipo de ejercicios
que puedes empezar a practicar a cualquier edad,
sin importar tu condición física.

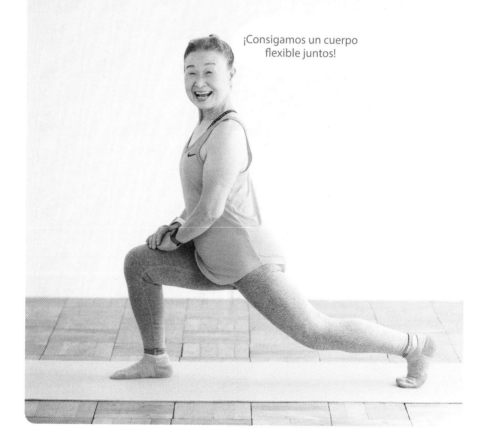

¡Consigamos un cuerpo
flexible juntos!

Ideé esta gimnasia junto a Tomoharu Nakazawa, mi entrenador personal y maestro, y se basa en mi propia experiencia sin haber realizado ejercicio antes. La pueden practicar tanto niños de nueve años como personas de mi edad, e incluso si tienes cien años y puedes moverte. Además, hemos seleccionado ejercicios que relajarán y fortalecerán todo el cuerpo, y que tendrán el máximo efecto con la menor cantidad de ejercicio.

Hay tres objetivos básicos:

① Relajar los omóplatos, la columna vertebral y la cadera.
② Entrenar el torso.
③ Fortalecer los músculos de todo el cuerpo.

No necesitarás ningún equipo especial ni ningún aparato, por lo que podrás practicarla en cualquier momento y lugar: en la sala de estar, mientras viajas, en tu tiempo libre…

Pero lo más importante de la gimnasia Takimika es que, si continúas practicándola, te entrarán ganas de probar nuevos retos.

Porque si tu cuerpo cambia, tu rango de movimiento se ampliará, mejorarás la concentración y la fuerza física, y tendrás más energía. Querrás probar cosas nuevas.

Sal, disfruta del deporte, habla con los demás y comparte información por internet.

Aunque alguna vez ya hayas experimentado la derrota, de forma natural empezarás a sentir que es un buen momento para asumir pequeños desafíos.

El objetivo es conseguir un cuerpo y una mente activos aunque tengas cien años.

¡Pasa a la página siguiente y empieza hoy mismo!

## Para quienes pasan muchas horas sentados

Dicen que pasarse el día sentado es un vicio, prácticamente como fumar. Hoy en día, las personas pasan mucho tiempo sentadas y, aunque no se percaten de ello, su cuerpo está, por esta razón, inactivo. Camina de puntillas (p. 56) al menos una vez cada treinta minutos para relajar la cadera.

## Para quienes no han hecho ejercicio nunca

Al principio, a lo mejor te crujen los hombros, las rodillas y los tobillos, pero si no sientes dolor, puedes seguir adelante sin problemas. Con el ejercicio de «girar los tobillos» (p. 58), a mí también me hacían mucho ruido, pero el sonido fue desapareciendo poco a poco. Pruébalo y presta atención a tu cuerpo.

## Para quienes no pueden levantarse, para los hospitalizados y sus familiares

Hemos seleccionado algunos ejercicios que puedes hacer sentado. No te rindas y trata de mover el cuerpo poco a poco con el ejercicio de «estrujar el trapo» (p. 50) y el «balanceo de rodillas» (p. 86). Si no mueves el cuerpo, este se endurecerá como el papel maché. Pero si mueves los huesos, los músculos se activarán y se suavizarán como la arcilla.

## Para quienes no tienen tiempo

No te obsesiones con el número de repeticiones o la cantidad. El número de ejercicios es solo una guía, considéralo un símbolo. Un día, un minuto, un ejercicio es suficiente. Si consigues mantener el ritmo durante unos años, el cuerpo cambiará y la mente también. Practicar todos los días es más importante que la cantidad de repeticiones. ¡Basta con un solo segundo!

# ¡Quienes la pruel

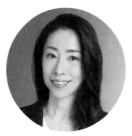

¡Mi cadera está como nueva! ¡Adiós a la rigidez de hombros!

47 años    Setagaya, Tokio

## Michiko Sato (consultora laboral)

Quería ser un poco más flexible, como Takimika, así que sustituí todos los escritorios de mi oficina por escritorios de pie. ¡He recuperado la flexibilidad de la cadera después de que, por culpa del estilo de vida sedentario causado por la pandemia de covid-19, se hubiera vuelto rígida! Sustituí el hervidor eléctrico por una tetera, y camino de puntillas mientras se calienta el agua; así incorporo la gimnasia Takimika a mi rutina. Además, desde que hago el ejercicio de «estrujar el trapo» y la «postura del perro y el gato», la rigidez de hombros y de la nuca, que se consideran enfermedades laborales, ha mejorado de manera considerable. Pensar en la sonrisa de Takimika me da la energía suficiente para afrontar cada día con una actitud de «¡todavía puedo!» y «¡lo intentaré!». Mi carrera también ha empezado a progresar, y me va bien tanto en lo personal como en lo profesional.

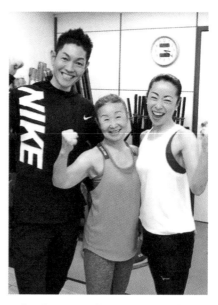

Takimika es asombrosa: ¡está más fuerte cada vez que la veo!

# n rejuvenecen!

¡Takimika me transmitió sus ganas de vivir!

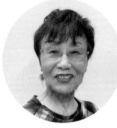

80 años   Fujisawa, Kanagawa

## Tomika Noto (ama de casa)

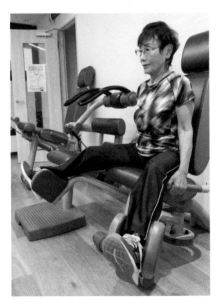

Aunque empieces a los ochenta, fortalecerás las piernas.

Takimika es una caja de sorpresas. La conocí en un evento: caminaba erguida, a paso ligero y con una sonrisa. Tenía los glúteos firmes, y estoy segura de que, si me hubiera dejado tocar sus músculos, los habría sentido duros. ¡Fue asombroso!

Últimamente, mi esposo no quiere acompañarme a caminar, y en el gimnasio hay poca gente de mi edad, por lo que me siento sola.

Pero después de que Takimika me animase, vuelvo a sentirme motivada. Antes solo iba a la piscina, pero ahora uso las máquinas para entrenar los músculos y hago la gimnasia Takimika: ¡mi cuerpo es cada vez más ágil!

Al igual que Takimika, yo también aprecio un buen tinto y quiero disfrutar de la comida. ¡Estoy muy contenta de haber conocido un modelo a seguir como ella! ¡Y es diez años mayor que yo!

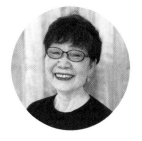

70 años    Fujisawa, Kanagawa

## Youko Tomie (ama de casa)

Tuve que cuidar de mis padres y dejé de ir al gimnasio durante muchos años. Engordé, me sentía hinchada y había perdido toda la fuerza física: estaba muy deprimida. Por aquella época vi a Takimika en un programa de televisión y me transmitió su coraje. Ahora vuelvo a ir al gimnasio con renovada energía. Aún hay ciertos ejercicios que no consigo hacer bien, pero las palabras de Takimika me animan: «¡Tú puedes!». Ahora quiero volver a ir a la piscina. Por supuesto, también hago la gimnasia Takimika en casa. Para mi sorpresa, ya no me sale acné y los glúteos, que tenía caídos, ¡ahora están firmes! Siento que incluso a mi edad, cuanto más me ejercito, más resistencia gano. A partir de ahora, yo también voy a vivir mi vida. Quiero empezar a hacer caligrafía otra vez: es algo que siempre me ha encantado.

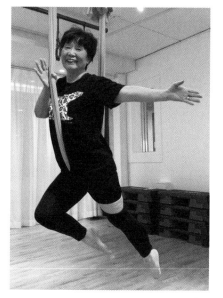

¡Me encanta el aeroyoga!

Fortalécete y embellece

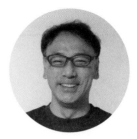

55 años   Ota, Tokio

## Takayuki Kato (oficinista)

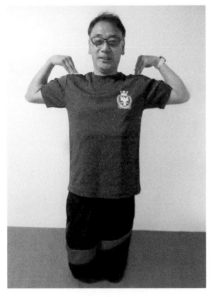

¡Gracias a la gimnasia Takimika ya puedo rotar los hombros!

Hace tres años descubrí lo que es la gimnasia Takimika, y fue una gran revelación. Pensaba que mis omóplatos estaban bien, pero lo cierto era que no podía moverlos. Ahora, gracias a los ejercicios para rotar los hombros de la gimnasia Takimika, ya no tengo los hombros caídos ni rígidos. Cuando los hombres entrenamos el cuerpo, solemos centrarnos en ejercicios de fuerza, pero, hoy en día, cuando se puede llegar a los cien años, creo que es muy importante «suavizar el cuerpo» y encontrar la manera de que podamos movernos con fluidez. Takimika nunca se apoya en el respaldo del asiento cuando va en tren o mientras come. Yo también hago lo mismo cuando voy en tren. ¡Mejorar la postura te hace sentir rejuvenecido! Cuando algún día tenga noventa años como ella, también quiero ser capaz de subir las escaleras de dos en dos.

...edida que te haces mayor

¡Disfrutemos juntos!

# Los siete hábitos de Takimika

# EL ESTILO DE VIDA DE TAKIMIKA

# Adiós al antienvejecimiento: quiero envejecer con energía

Antes de empezar con la gimnasia Takimika, me gustaría hablarte de aquello en lo que suelo pensar cuando hago ejercicio. Los siete hábitos que expongo a continuación son cosas que realizo en mi día a día de manera inconsciente. No obstante, cuando pienso en ello, me doy cuenta de que muchas de estas acciones las he aprendido en el gimnasio, y, poco a poco, las he ido incorporando en mi rutina. Por lo tanto, creo que al menos alguno de estos hábitos puede resultarte útil. Además, hablaré de lo que supone «envejecer con energía»: esta frase se ha convertido en mi lema y eslogan, aunque, en sentido estricto, no es un hábito.

Hoy la palabra «antienvejecimiento» está por todas partes. Pero te confesaré un secreto: no me gustan las palabras que empiezan por «anti». Siento como si hubiera algo a lo que resistirnos y contra lo que luchar, como si me estuvieran atacando. ¡Es muy frustrante! Pero la verdad es que, a medida que envejezco, me siento más joven física y mentalmente. Ahora vivimos hasta los cien años: ¿no te gustaría fortalecerte y embellecer a medida que te haces mayor? Por eso hablo de «envejecer con energía», para que se difunda el mensaje de que podemos volvernos más fuertes con la edad. ¡La frase me gusta tanto que hasta lo he añadido al nombre de mi empresa!

Por cierto, el otro día, un profesor de la Universidad de Harvard me elogió diciendo que era un eslogan muy estimulante. Todas las personas quieren mantenerse saludables para siempre: por ello, ¡os animo a probarlo!

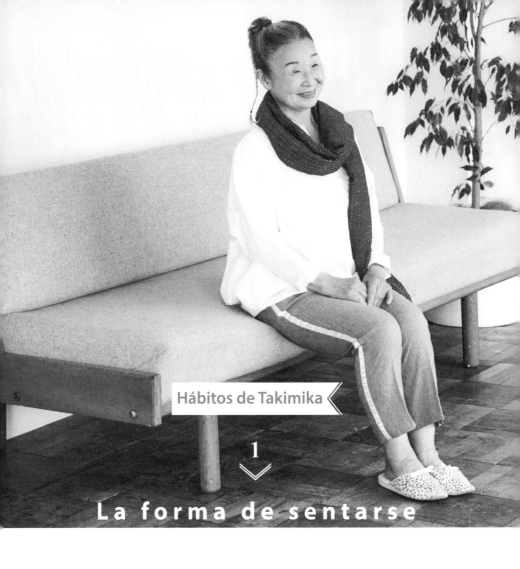

1

## La forma de sentarse

**No te sientes muy para dentro. Junta las rodillas y siéntate con ligereza. Mantén la columna recta.**

Ya sea en casa, en el tren o en viajes cortos, cuando te sientes no lo hagas muy para dentro e intenta apoyar solo los glúteos y la zona que los rodea. Si haces esto, no encorvarás la espalda. Y por extraño que parezca, si juntas las rodillas, tu postura mejorará de forma natural. Si tienes problemas de rodillas, primero céntrate en la parte interna de los muslos. Una postura bonita corrige la distorsión del cuerpo (y también esconde los defectos).

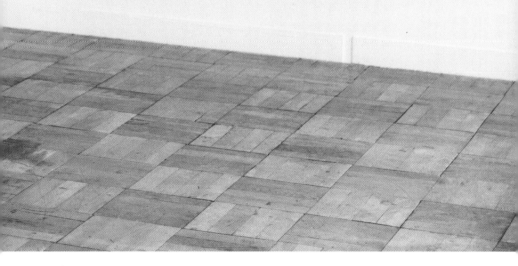

Curiosidad

**Hace poco renové el comedor, y ahora entreno en él e imparto clases *online* desde allí. ¡Cada vez hay menos sillas en mi casa!**

## 2

# Cómo estar de pie

**En casa suelo ir de puntillas.
Solo con dar cinco o seis pasos,
las piernas lo notarán
en unos años.**

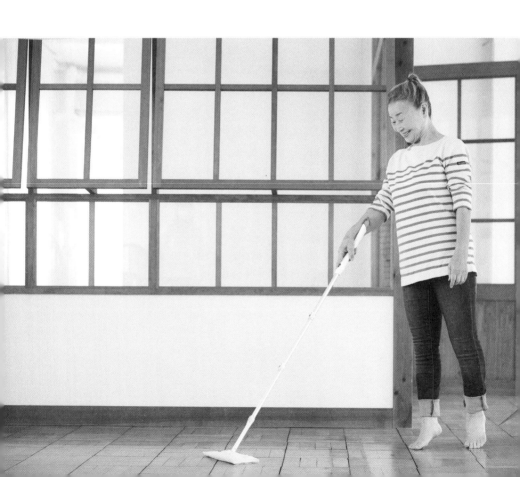

Cuando camino por casa, siempre lo hago de puntillas. Por ejemplo, me muevo así cuando tengo que dar unos pocos pasos para ir al baño. Con ese simple gesto fortalecerás los músculos de las pantorrillas y el torso, y mejorarás el equilibrio. A veces me pongo de puntillas sin darme cuenta, incluso cuando limpio o cocino. Es divertido fingir ser una bailarina, ¿verdad?

Curiosidad

**El palo de la mopa está doblado después de tanto uso, pero no se me ocurre un objeto más útil. Me ayuda un montón.**

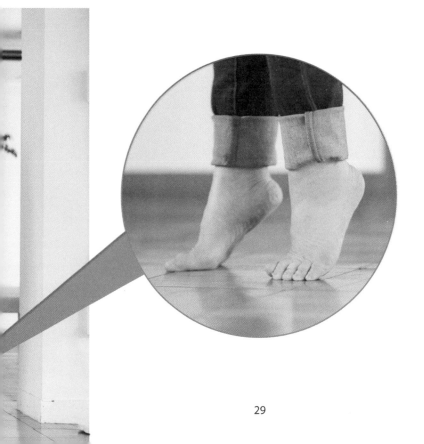

**Hábitos de Takimika**

## 3

# La forma de caminar

## ¿Hacia dónde voy? Caminar hacia atrás, mi rutina infaltable.

**Curiosidad**

Cuando camino muevo los brazos
hacia delante y hacia atrás, como para impulsarme:
el objetivo es mover los omóplatos.

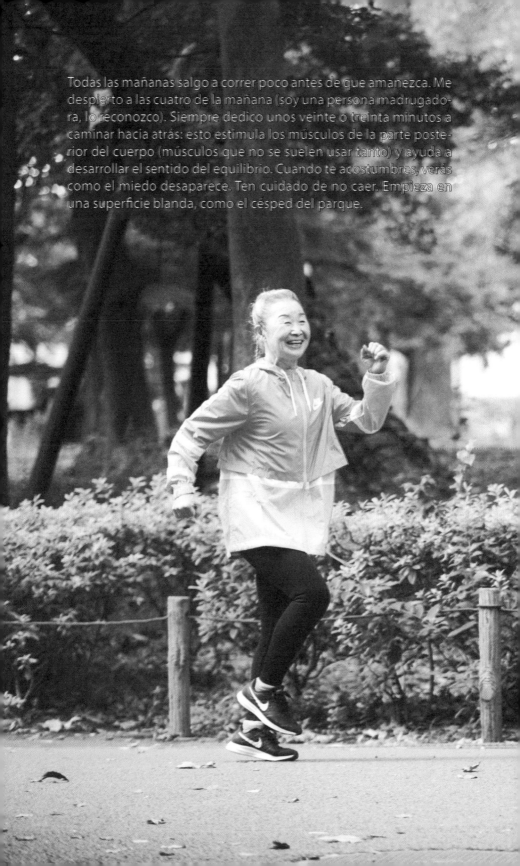

Todas las mañanas salgo a correr poco antes de que amanezca. Me despierto a las cuatro de la mañana (soy una persona madrugadora, lo reconozco). Siempre dedico unos veinte o treinta minutos a caminar hacia atrás: esto estimula los músculos de la parte posterior del cuerpo (músculos que no se suelen usar tanto) y ayuda a desarrollar el sentido del equilibrio. Cuando te acostumbres, verás como el miedo desaparece. Ten cuidado de no caer. Empieza en una superficie blanda, como el césped del parque.

Hábitos de Takimika

4

## Comida

# Cada noche, dos copas de vino y encurtido casero: el suplemento que mejor funciona.

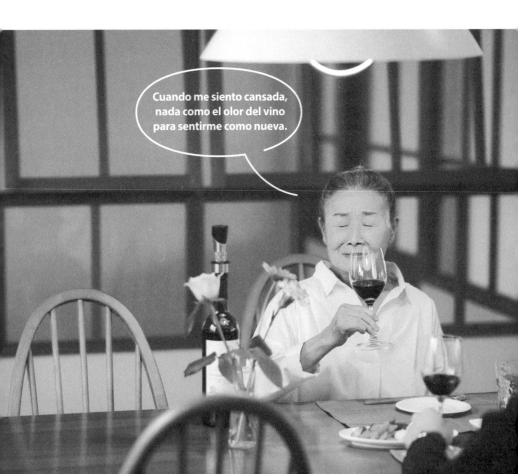

No pongo restricciones a mi dieta. Además, quiero obtener mis nutrientes a través de los alimentos, así que no ingiero suplementos. En su lugar, cada noche bebo mi vino tinto favorito y tomo pepino: ambos funcionan muy bien como sustitutos. También tengo predilección por los alimentos fermentados como el yogur, el kimchi y el *natto*. Gracias a eso, mis intestinos funcionan de maravilla. ¡Pero también me encantan el ramen, las hamburguesas y los pasteles! Si además me concedo el capricho de algún dulce, es imposible ser más feliz. En realidad, esto no me hace engordar, porque después me muevo tanto como he comido.

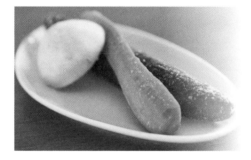

**Me encantan los encurtidos caseros.**

**Solía ir a un bar que conozco a beber cerveza, *soju* y sake. Pero ahora quiero estar más fuerte, y reconozco que me estoy conteniendo un poco.**

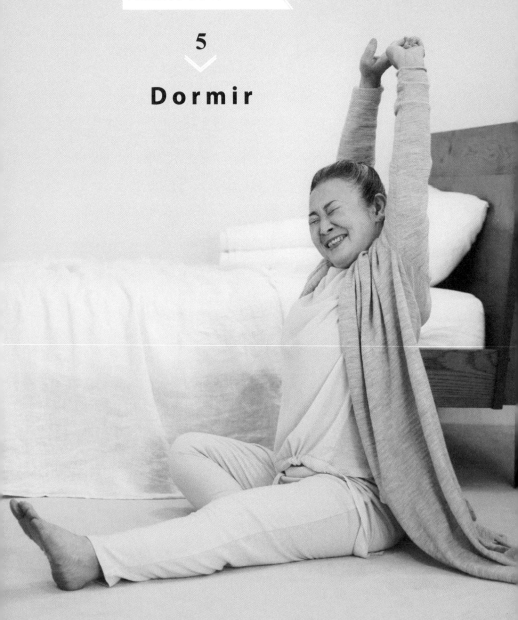

5

# Dormir

# Estiro un poco antes de dormir mientras respiro profundamente: es la clave para dormir bien.

Normalmente me acuesto alrededor de las once de la noche. Justo antes hago unos estiramientos durante treinta minutos para relajar el cuerpo, y luego me voy a la cama. Si no haces mucho ejercicio, basta con unos cinco o diez minutos de estiramientos. Esto regula los nervios autónomos, y dormirás bien. Además, respirar profundamente es fundamental: inspira por la nariz durante tres segundos y exhala por la boca durante veinte segundos. Este hábito no solo me ayuda a dormir mejor, sino que también ha aumentado mi capacidad pulmonar.

Curiosidad

Al principio no era capaz de exhalar durante veinte segundos, pero, con el tiempo, lo conseguí.

## Hábitos de Takimika

### 6

# Ritmo de vida

## Valora tu rutina. «Hacer lo mismo de siempre» te ayudará a que tu mente permanezca sana.

Curiosidad

Otra rutina consiste en lavarme los dientes por la mañana, la tarde y la noche. Por la mañana y la noche, lo hago con un cepillo eléctrico. Al mediodía con uno manual. Gracias a esto, no he perdido ningún diente.

Si cuentas con una rutina que requiera mantener la cabeza ocupada, tu estado de ánimo mejorará aunque en tu vida haya cosas que te causen dolor o te hagan sentir mal. Para mí el ejercicio es una rutina de esta clase, y marca mi estilo de vida.

Me despierto a las cuatro de la madrugada, salgo a correr y desayuno a las siete. Voy al gimnasio a las nueve y hago varios ejercicios hasta las cinco. Ceno a las seis y me baño a las ocho. A partir de las diez hago unos estiramientos y me acuesto a las once.

Seguir este ritmo me permite sonreír los 365 días del año: te animo a encontrar el tuyo propio.

**Hábitos de Takimika**

## 7

# Mentalidad

# Empecé a usar un *smartphone* y a aprender inglés a los ochenta y nueve años. Vivir nuevas experiencias me hace sentirme más joven.

Quiero seguir desafiándome a mí misma. Hace poco he empezado a usar Instagram y Facebook en el móvil. Hay muchísimas cosas que aún no entiendo, pero me encanta tener «amigos» en todo el mundo. También descubrí lo que son las clases en línea, y estoy estudiando inglés: ya puedo presentarme a exámenes. Algún día, espero poder asistir a clases en el extranjero.

**Curiosidad**

**El otro día di clase a unos alemanes. Por supuesto, todo fue a través de un intérprete, pero supongo que lo podemos considerar mi debut internacional.**

I was born in 1931. I'm ninety years old.
The oldest instructor in Japan.
Age does not matter.
Age is just a number.
Our creed is "Power Aging"!*

* 'Nací en 1931. Tengo noventa años.
Soy la instructora deportiva más longeva de Japón.
La edad no importa.
La edad es solo una cifra.
¡Nuestro lema es «Envejecer activamente»!'

# ¡Quiero estar guapa sin que mi edad importe! El sudor como sustituto de las cremas tonificantes.

Cuando todavía acudía al gimnasio como alumna, le dije a mi entrenador, Tomoharu Nakazawa, que quería tener unos glúteos firmes como los de las mujeres brasileñas. (Por cierto, Nakazawa también tiene un trasero firme y definido).

Al recibir entrenamiento personal e ir ganando confianza en mi fuerza física, me volví codiciosa: «¡Quiero tener un cuerpo más bonito!», «¡Quiero estar más guapa!». Como mujer, es natural pensar así. Todas deseamos vernos hermosas: no te avergüences porque esto sea así, y volvámonos más bellas juntas. Gracias al ejercicio, la parte del cuerpo de la que ahora me siento más segura son precisamente los glúteos.

Por cierto, a menudo me preguntan qué tipo de maquillaje uso, pero siento no poder responder a esta cuestión: no tengo la costumbre de maquillarme, aunque me encanta cuando me maquillan para salir en la televisión, las revistas o los libros. El otro día, me puse unas pestañas postizas por primera vez en mis ochenta y nueve años de vida: fue emocionante.

Sin embargo, aparte de no utilizar maquillaje, tampoco me he cuidado nunca la piel. Cuando me baño, solo me lavo la cara y el cuerpo con jabón. Aun así, cuando fui a examinarme la piel me dijeron que parecía unos treinta años más joven: tengo la teoría de que, cuando hago ejercicio, el sudor trabaja como las cremas.

También bebo mucha agua todos los días. El secreto, por lo tanto, es el siguiente: come lo que quieras, muévete mucho y suda.

Bebe agua, haz estiramientos y toma un baño. Si haces ejercicio al mediodía, por la noche dormirás mejor y no tendrás problemas digestivos. Si llevas este ritmo de vida, estarás más guapa de forma natural.

## La primera vez que quise rendirme fue cuando regresé de Bali con nueve kilos de más

Dicho esto, yo tampoco estoy en condiciones de dar muchas lecciones, ya que también he fallado muchas veces. Por ejemplo, me viene a la cabeza aquella vez que fui al extranjero y engordé por comer tanto. En ese momento, mi hija vivía en Bali (Indonesia), así que me propuso ir a visitarla, y, por primera vez, pasé una larga temporada en el extranjero. Fue muy divertido vivir allí, pero llevaba una vida autodestructiva: comía, comía y comía, y no hice nada de ejercicio.

Cuando volví a Japón tres meses más tarde, había engordado nueve kilos y me resultaba imposible moverme.

Incluso ahora, el entrenador Nakazawa siempre cuenta esa anécdota para advertir sobre el efecto rebote. «En aquel momento no podía creer que esa persona fuera realmente la señora Takishima. Era la primera vez que nos veíamos en mucho tiempo, y parecía otra persona. Pero no era solo una cuestión de apariencia: durante un entrenamiento se dio por vencida por primera vez y me dijo que no podía hacerlo, que era imposible. Había tirado la toalla: había perdido la fuerza física y la mental. Fue algo doloroso de ver».

Cuando recuerdo ese momento de fracaso todavía me da vergüenza y me sonrojo. Pero todos tenemos momentos de debilidad, así que relájate e inténtalo. Lo importante es que, aunque engordes un poco, no te rindas nunca.

# El baile *hula* y las trenzas

Hay una razón por la que mi rasgo distintivo son las trenzas: además de hacer ejercicio, quiero seguir bailando *hula*, que es mi pasatiempo preferido. Desde que comencé a bailar a los setenta y cuatro años, el *hula* se ha convertido en una vocación. Hasta ahora he bailado frente al público en varios escenarios como el Nakano Sunplaza y el Osanbashi Hall en Yokohama.

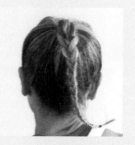

En el mundo del *hula* se dice que el «mana» (poder espiritual) reside en el cabello, y por eso se debe llevar largo en el escenario. Podría usar una peluca, pero oye, en verano da mucho calor... Por otro lado, en mi caso, el pelo largo me estorba a la hora de hacer ejercicio, y por esta razón siempre me hago trenzas. Así consigo equilibrar el ejercicio con bailar *hula*.

# La gimnasia Takimika

**Fundamentos**

Tres ejercicios para relajar el cuerpo, y uno para entrenarlo

# Incrementa el rango de movimiento para recuperar la flexibilidad

La gimnasia Takimika está pensada para que puedas mover el cuerpo aunque tengas cien años. Nuestra esperanza de vida es cada vez mayor, y en Japón ya ha llegado a los noventa años. Esto, por supuesto, es algo increíble.

Sin embargo, tenemos un problema social en cuanto a la «esperanza de vida saludable», es decir, la capacidad de vivir de forma independiente. ¿Qué sucede si la esperanza de vida saludable es corta? Es decir, si, a pesar de haber trabajado duro durante toda la vida, descubres que, en la segunda mitad de tu existencia (que debería ser la recompensa de la anterior parte) debes recibir constantemente la atención y el cuidado de otras personas. En concreto, durante la segunda mitad de la vida, los hombres suelen requerir de media unos nueve años de cuidados y las mujeres, doce. Pero lo cierto es que todos queremos ser independientes y disfrutar de la vida.

Por este motivo ideé la gimnasia Takimika: para que la esperanza de vida saludable crezca y todos seamos capaces de caminar de forma independiente para siempre. Tanto si tienes nueve años como noventa, el ejercicio que te propongo a continuación es fácil, así que intenta convertirlo en un hábito.

Ahora te explicaré lo que vamos a hacer. Primero incrementaremos el rango de movimiento de estas tres zonas corporales:

1. Omóplatos
2. Columna vertebral
3. Cadera

Esto se debe a que los omóplatos, la columna y la articulación de la cadera se ubican en las profundidades del cuerpo, y generalmente no somos conscientes de ellos. Por ese motivo, también se vuelven rígidos como una tabla sin que nos demos cuenta.

¿Sabes en qué estado se encontrará el cuerpo si este se vuelve rígido?

- No podrás moverlo como quieres.
- Te lesionarás con facilidad.
- Te cansarás más rápido.
- Empeorará el metabolismo y la circulación sanguínea, y engordarás con mayor facilidad.
- Tendrás otras molestias como rigidez de hombros y dolor de espalda.

Y eso no es todo: también empeorarán algunas funciones básicas como la respiratoria y la inmunológica.

Además, te caerás con más facilidad. En este sentido, sobre todo las personas mayores tienen que ir con cuidado, ya que una pequeña fractura puede provocar que la actividad física disminuya, y esto podría suponer que se anticipe el momento en que debas pasar el resto de tu vida en la cama.

Seguro que has escuchado muchas cosas sobre estas partes del cuerpo, pero es probable que nunca hayas oído lo de «incrementar» su rango de movimiento. Es normal que esto sea así.

En los últimos tiempos, cualquier tipo de actividad innecesaria se ha visto reducida por culpa de la pandemia del covid-19, lo que ha hecho que se reduzca la fortaleza física de todo el mundo, incluso entre las generaciones más jóvenes.

En otras palabras, incrementar el rango de movimiento es importante para la salud de todas las generaciones. Lo primero es comprender por qué es tan importante ampliar el rango de movimiento de estas tres partes e imaginar lo bien que sentirá hacerlo.

Por cierto, quiero desmentir una idea común: mucha gente cree que el cuerpo se vuelve rígido con la vejez, pero no siempre es así. Si esto fuera inevitable, yo, que ya tengo noventa años, también tendría el cuerpo rígido, pero ahora incluso puedo abrir las piernas en un ángulo de ciento ochenta grados. La primera vez que lo intenté tenía setenta años y no lo conseguí, pero después de esforzarme durante tres años, lo logré al fin. Por este motivo, si una persona no se rinde y sigue entrenando, puede llegar a incrementar el rango de movimiento: yo soy la prueba de ello.

Por supuesto, cuanto más amplio sea el rango de movimiento, más flexible serás.

Pero dado que los humanos tenemos un esqueleto y una estructura corporal innata, con expandir el rango de forma moderada es suficiente.

Además, con solo incrementar el rango de movimiento de estas tres partes, aumentaremos notablemente la flexibilidad de todo el cuerpo. Esto se debe a que los omóplatos, la columna vertebral y la cadera controlan los músculos centrales del cuerpo. No entraré en detalles técnicos, pero piensa en los músculos centrales como el núcleo del entrenamiento básico que se muestra en la siguiente sección. Estas tres partes son órganos locomotores directamente relacionados con la postura y la condición física: su buen funcionamiento tendrá un efecto positivo, pero su rigidez tendrá un impacto negativo para todo el cuerpo. Más allá de mi experiencia, quiero transmitir la importancia que tienen estas partes del cuerpo.

## Basta con un solo minuto: haz estos ejercicios todos los días.

Yo también he asistido al gimnasio como alumna durante mucho tiempo, así que sé perfectamente qué razones nos hacen pensar que no somos capaces de seguir haciendo ejercicio. Por ejemplo, el hecho de pensar que, si no pasamos muchas horas entrenando, no podemos decir que hemos hecho ejercicio. Obligarnos a cumplir retos imposibles como ese es la primera razón por la que mucha gente no consigue seguir haciendo ejercicio con regularidad y abandona. Lo he visto en muchas ocasiones. Cada persona tiene sus circunstancias: hay días en que no somos capaces de hacer ejercicio o días en los que no nos apetece. Entonces sentimos desprecio por nosotros mismos y creemos que no podemos conseguirlo. Pero eso es autosabotearse. Por eso, aunque un día solo hagas unos pocos estiramientos durante apenas unos segundos, piensa que también estás haciendo los ejercicios de la gimnasia Takimika. «Un segundo basta» es la regla de oro de la gimnasia Takimika: mantén una mente sana y no te rindas.

# Fortalece el torso para que todo el cuerpo se mueva de manera eficiente

En este segundo capítulo, me gustaría que, además de trabajar las tres partes cuyo rango de movimiento queremos incrementar, hicieras otra cosa al mismo tiempo:

④ Entrenar el torso

Con entrenar el torso nos referimos a desarrollar «la fuerza de la parte central del cuerpo», incluyendo los huesos y las articulaciones, además de los músculos.

De la misma manera que los árboles que crecen en el suelo sostienen sus ramas gracias a su sólido tronco, el cuerpo humano también se sostiene y mantiene gracias al torso. Por lo tanto, es esencial fortalecerlo para poder mover todo el cuerpo de manera eficiente.

Si el torso es fuerte, las extremidades también lo serán, y podrás mantener una buena postura.

Además, como el movimiento del cuerpo será más estable, un torso fuerte ayudará a evitar lesiones y caídas en tu día a día. Por ejemplo:

1. No te tambalearás en el tren (porque serás capaz de mantener la postura ideal).
2. Podrás cargar un equipaje pesado con mayor facilidad (porque te será más fácil ejercer fuerza).
3. Aliviarás la rigidez de hombros, el dolor lumbar y los dolores de cabeza (porque corrige la espalda encorvada).
4. Te será más fácil respirar (porque mejora la eficiencia de los movimientos y reduce la fatiga).

5. Se aliviarán molestias como la pesadez estomacal, la indigestión o el estreñimiento (porque, al fortalecer los músculos abdominales, mejorarán las funciones de los órganos internos).
6. Adelgazarás (porque aumentará la masa muscular y se acelerará el metabolismo).

Así pues, los beneficios de entrenar el torso son muchísimos.

Lo cierto es que cuando empecé a ir al gimnasio yo tampoco entrenaba el torso, y en clase de yoga no conseguía aguantar en equilibrio sobre una pierna. Más tarde, cuando comencé a hacer ejercicio con mi entrenador personal, me dijo que la razón de esto era que mi torso estaba débil.

Para entonces ya llevaba años haciendo ejercicio, y fue todo un *shock*. Eso significa que no puedes fortalecer el torso a menos que te concentres en entrenarlo. Cuando empecé a entrenar el torso, enseguida conseguí hacer las posturas de yoga y todos los movimientos que antes no podía realizar porque me tambaleaba.

Hemos preparado un entrenamiento básico que todo el mundo será capaz de hacer aunque lleve décadas sin hacer ejercicio, así que no te preocupes y dale una oportunidad.

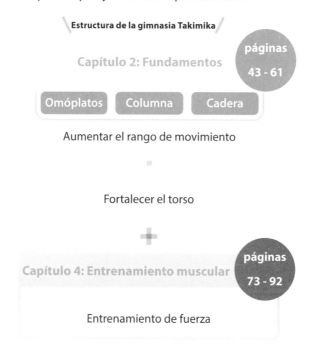

Estructura de la gimnasia Takimika

Capítulo 2: Fundamentos — páginas 43 - 61

Omóplatos   Columna   Cadera

Aumentar el rango de movimiento

Fortalecer el torso

Capítulo 4: Entrenamiento muscular — páginas 73 - 92

Entrenamiento de fuerza

# Entrenamiento muscular contra el envejecimiento

Por otro lado, no te olvides del entrenamiento muscular. La masa muscular tiende a disminuir con la edad, pero incluso en la tercera edad podemos hacer que aumente si entrenamos los músculos. Por ejemplo, hay un estudio en el que varias personas mayores hicieron ejercicio durante una hora un par de veces a la semana. En consecuencia, la masa muscular aumentó un 5,5 % en tan solo un año. Dado que yo también comencé a hacer ejercicio a los sesenta y cinco años, diría que no hay motivo para dudar de la validez de estos resultados. A los noventa años soy capaz de mover el cuerpo mucho más que antes y vivir de manera cómoda: no te preocupes si tu aparato locomotor ha permanecido inactivo hasta entonces.

El envejecimiento y el deterioro son cosas diferentes.

El «envejecimiento» es un proceso natural y afecta a todos por igual. Por otro lado, el «deterioro» lo causamos nosotros mismos y empieza cuando nos damos por vencidos porque ya somos mayores. Pero en realidad podemos evitar este deterioro: por eso aspiro a que todo el mundo pruebe la gimnasia Takimika, ya que preocuparse por el sistema locomotor es una pérdida de tiempo. En su lugar, ¡movamos el cuerpo tanto como nos sea posible!

Sin embargo, no te excedas al principio. Si llevas mucho tiempo sin hacer ejercicio, empieza por esto (fundamentos) y trata de hacer a diario los ejercicios que te propongo. Cuando los tengas dominados, atrévete con el capítulo 4 (entrenamiento muscular).

Si eres capaz de realizar ambos entrenamientos, estoy segura de que podrás disfrutar del resto de tu vida con un cuerpo ligero y una mente sana.

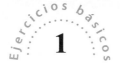

*Ejercicios básicos*

**1**

# Estrujar el trapo

Gira hacia delante

Gira hacia atrás

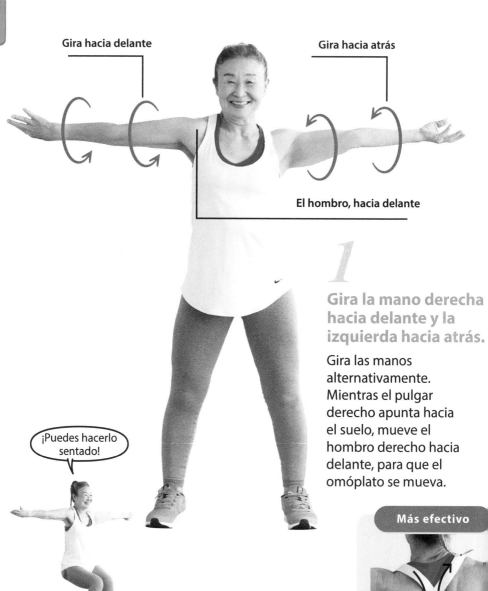

El hombro, hacia delante

## 1

**Gira la mano derecha hacia delante y la izquierda hacia atrás.**

Gira las manos alternativamente. Mientras el pulgar derecho apunta hacia el suelo, mueve el hombro derecho hacia delante, para que el omóplato se mueva.

¡Puedes hacerlo sentado!

**Más efectivo**

50

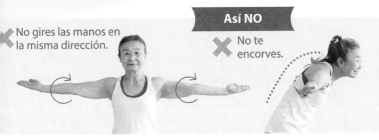

No gires las manos en la misma dirección.

No te encorves.

Cuando encorvamos la espalda, los omóplatos no se mueven. Y si mueves ambas manos en la misma dirección, el efecto será menor. Gira los brazos como si estrujaras un trapo.

**Gira hacia atrás**

**Gira hacia delante**

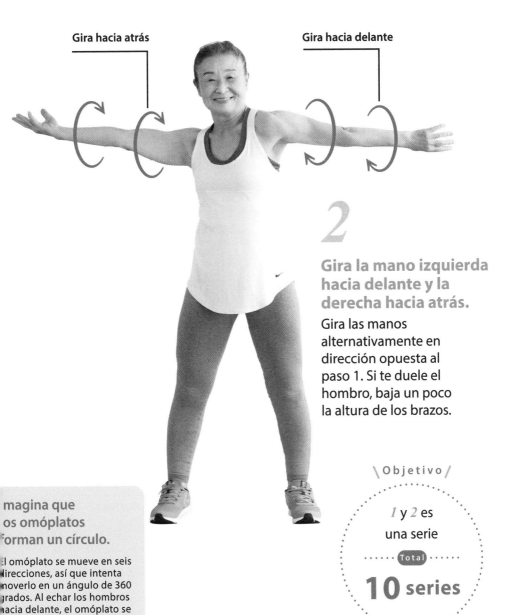

## 2

## Gira la mano izquierda hacia delante y la derecha hacia atrás.

Gira las manos alternativamente en dirección opuesta al paso 1. Si te duele el hombro, baja un poco la altura de los brazos.

\Objetivo/

*1* y *2* es una serie

······ Total ······

**10 series**

Imagina que os omóplatos forman un círculo.

El omóplato se mueve en seis direcciones, así que intenta moverlo en un ángulo de 360 grados. Al echar los hombros hacia delante, el omóplato se estimula considerablemente.

Ejercicios básicos

**2**

Gimnasia

# El perro y el gato

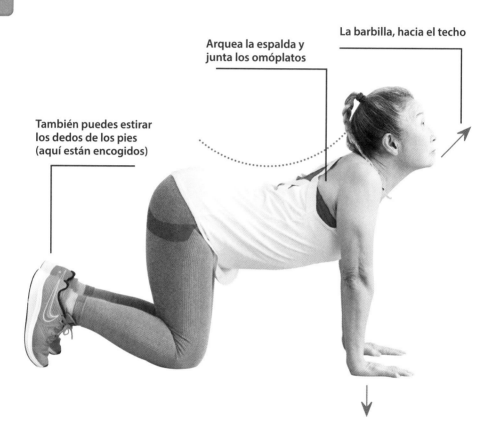

La barbilla, hacia el techo

Arquea la espalda y junta los omóplatos

También puedes estirar los dedos de los pies (aquí están encogidos)

## 1

### Arquea la espalda como si fueras un perro.

Ponte a gatas, levanta la barbilla y arquea la espalda.

---

**Más efectivo**

**Imagina que empujas el suelo.**

Si imaginas que empujas el suelo con fuerza, los codos se estirarán y te resultará más fácil arquear la espalda.

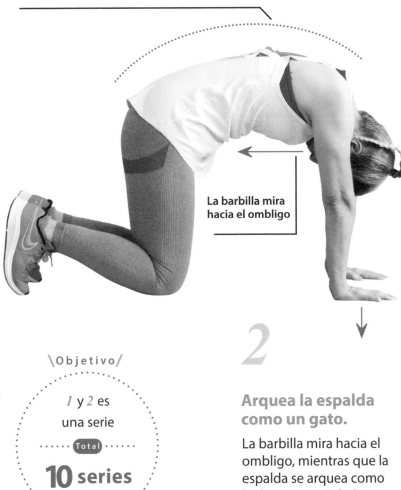

Arquea la espalda y separa los omóplatos

La barbilla mira hacia el ombligo

\Objetivo/

*1* y *2* es una serie

Total

**10 series**

2

## Arquea la espalda como un gato.

La barbilla mira hacia el ombligo, mientras que la espalda se arquea como la de un gato. Exhala mientras los omóplatos se abren.

# Giro de sumo

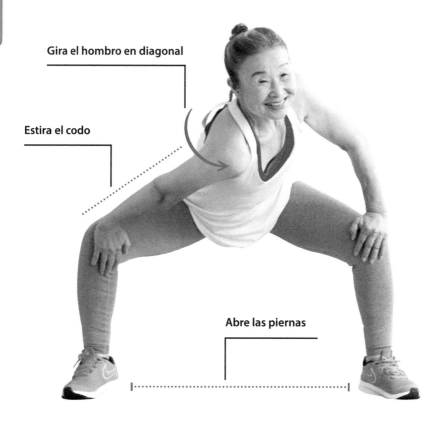

Gira el hombro en diagonal

Estira el codo

Abre las piernas

*1*

## Gira el hombro derecho en diagonal hacia delante.

Colócate en la postura de los luchadores de sumo y gira el hombro derecho en diagonal hacia delante. Endereza el codo y rota los omóplatos durante cinco segundos.

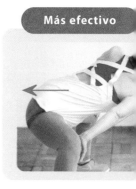

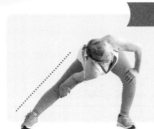
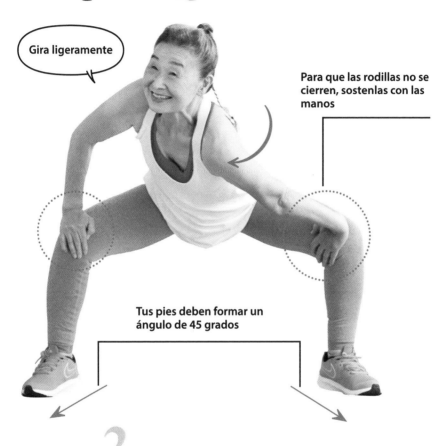

Gira ligeramente

Para que las rodillas no se cierren, sostenlas con las manos

Tus pies deben formar un ángulo de 45 grados

## 2

### Gira el hombro izquierdo en diagonal hacia delante.

Gira el hombro izquierdo en diagonal hacia delante, igual que en el paso 1. También puedes girar el rostro. Hazlo durante cinco segundos.

aca el trasero
acia atrás.

aca el trasero hacia
trás para relajar
a cadera de forma
ficaz.

\Objetivo/

*1* y *2* es
una serie

······ Total ······

**10** series

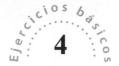 Ejercicios básicos **4**

# Caminar de puntillas

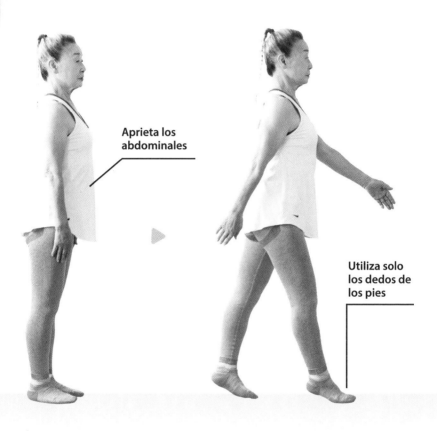

Aprieta los abdominales

Utiliza solo los dedos de los pies

## 1

### Camina de puntillas.

Ponte de puntillas y camina unos metros mientras haces fuerza con el abdomen para fortalecer el torso.

### Más efectivo

**Camina con cuidado, sin preocuparte por la velocidad.**

Caminar despacio es más difícil que caminar rápido. Controlar el cuerpo para que no se tambalee fortalecerá el torso. Imagina que llevas una botella en la cabeza y mantén una postura erguida.

No lleves zapatillas.

No lo hagas con las zapatillas puestas, ya que podrías caerte. Takimika siempre hace este ejercicio descalza.

Solo «flotan» los talones.

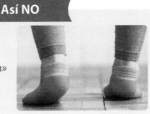

No tiene efecto si los talones solo están un poco separados del suelo. Camina únicamente con los dedos de los pies. Tienes que sentir que te cansas.

Como si llevaras una botella en la cabeza

Camina con la cabeza erguida

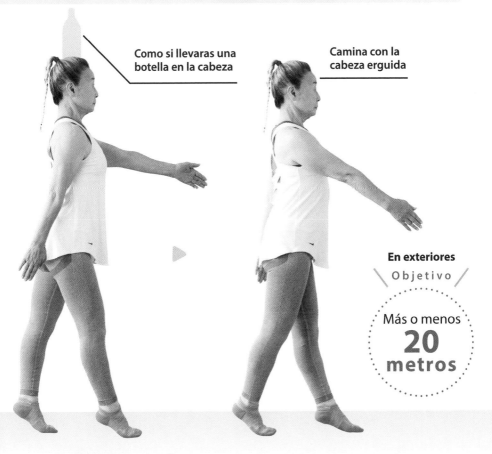

**En exteriores**

\ Objetivo /

Más o menos
**20**
**metros**

**En interiores**

\ Objetivo /

*1* y *2* es
una serie

······ Total ······

**5 series**

2 **Gira y sigue caminando de puntillas.**

Cuando estés en interiores, da media vuelta y regresa caminando de puntillas por donde has venido.

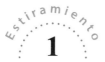

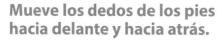

Estiramiento **1**

# Girar los tobillos

*1*

## Mueve los dedos de los pies hacia delante y hacia atrás.

Poco a poco, estira y dobla los dedos de los pies. Tu postura debe inclinarse ligeramente hacia atrás.

**Mueve los dedos hacia delante y hacia atrás**

**Ambas manos detrás de los glúteos, en diagonal**

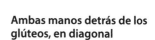

**Más efectivo**

### Concéntrate solo en los tobillos.

Ten cuidado de mover solo los tobillos. Al principio, los de Takimika también crujían, pero ahora puede moverlos sin problemas.

No dobles las rodillas.

Si tienes las rodillas dobladas, los tobillos no estarán relajados. Coloca las manos en las rodillas para que estas no se doblen. Si lo haces así, cualquier pequeño movimiento resultará efectivo.

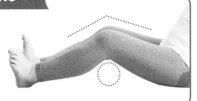

**Mueve los dedos de los pies**

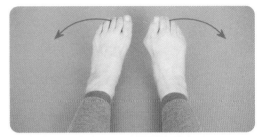

## 2

### Mueve los dedos de los pies hacia fuera y hacia dentro.

Gira los dedos de los pies en un rango de 360 grados, de fuera hacia dentro, como en las fotos. Después de hacer un círculo completo, repite lo mismo de dentro hacia fuera.

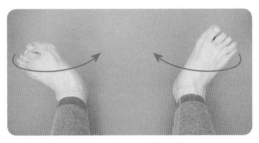

\ Objetivo /

Paso *1*

**10 veces**

Paso *2*

**10 veces**

A cada lado

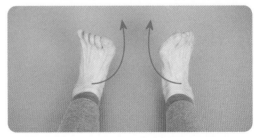

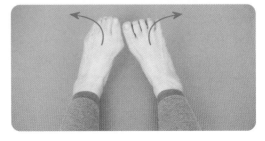

# Entrena para no caerte y llegar caminando a los cien años

Entiendo a la perfección los sentimientos de aquellas personas mayores (y sus familiares) a quienes les da miedo caminar porque no quieren sufrir una caída. Para ser honesta, hace poco tropecé en las escaleras de la estación y casi me caigo. Fue solo un instante, pero conseguí saltar tres escalones y aterrizar a salvo. Como una acróbata, ¿no? Sin embargo, la verdadera razón por la que no me lesioné fue porque he estado haciendo el ejercicio de «girar los tobillos» de la página anterior durante mi tiempo libre.

En otras palabras, si entrenas el cuerpo y relajas los músculos con regularidad, tropezarás con menos frecuencia, e incluso si lo haces, no te lesionarás.

Por eso, si te preocupa sufrir una caída, lo mejor que puedes hacer es mover el cuerpo. ¡Nunca es demasiado tarde para empezar!

Los ejercicios y estiramientos de este capítulo pueden parecer sencillos a simple vista, pero si los practicas, notarás sus extraordinarios efectos.

Según el Ministerio de Salud, Trabajo y Bienestar de Japón, la velocidad con la que caminamos se reduce a partir de los sesenta y cinco años. No obstante, si observas a los jóvenes de hoy en día, te darás cuenta de que caminan más despacio. ¿A que no lo habías notado?

No esperes a que tu cuerpo ya no se pueda mover para empezar a hacer ejercicio: empieza ya, para que cuando tengas cien años puedas caminar como si fueras joven. En realidad, para que puedas caminar incluso mejor.

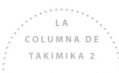
# Consejos de Takimika
# para hacer ejercicio

Aquí te explico algunos de mis hábitos. ¡Pruébalos!

### Cómo usar una pelota de equilibrio

Siéntate en la pelota y haz rebotar tu cuerpo sin caerte. A la de tres, detén el cuerpo. Imagina que te sientas en una silla imaginaria. Esto entrenará tus músculos abdominales y el torso.

### Después de estirar las piernas

Después de los estiramientos que requieren abrir las piernas, vuelve a juntar los pies mientras balanceas los muslos en pequeños movimientos. Esto evita los calambres y las lesiones.

### Sin música

No escucho música mientras entreno. Tengo poco tiempo, así que quiero concentrarme al máximo en el ejercicio. A lo mejor es cosa mía, pero noto que así trabajo de manera más eficiente.

# La historia de Takimika

**Parte 1**

## Aunque superes una crisis, luego habrá otra mayor

# Disfrutar de la libertad sin más refugios antiaéreos

## No podemos volver al pasado, pero podemos cambiar el futuro

Mi padre tenía un restaurante japonés parecido a un restaurante de *sushi*. Mi madre también trabajaba día y noche ayudándolo. Por eso, quienes jugaban conmigo eran mi hermano y mis cinco hermanas mayores. En aquella época, puesto que yo era la pequeña, me parecía normal que me consintieran, pero si pudiera volver a tenerlos enfrente, me encantaría agradecérselo. Desde que he cumplido los noventa, hay muchas personas a las que me gustaría dar las gracias en persona.

Pero eso es muy difícil, ya sea porque viven lejos o porque ya han fallecido. Hay días en los que me entran ganas de llorar y rezo a Dios y a Buda para que me dejen volver al pasado, solo por un momento, únicamente para darles las gracias.

Con esto quiero decir que debes expresar tu gratitud mientras la otra persona aún está viva. Si esto te da vergüenza, al menos intenta compartir tantos momentos felices junto a aquella persona como te sea posible. No puedes volver al pasado, pero el futuro depende de ti.

Durante muchos años, tanto cuando iba a la escuela primaria como cuando asistí a la escuela de mujeres, el país estuvo en guerra. La guerra sino-japonesa comenzó cuando tenía seis años; la guerra del Pacífico, cuando tenía diez y terminó cuando tenía catorce años. Fue una época difícil, pues, además de las clases, recibíamos adiestramiento militar. Tampoco había actividades extraescolares: en aquel momento, no existía la noción de «hacer deporte».

Las personas de mi edad seguramente nunca han hecho mucho ejercicio. Al echar la vista atrás, creo que el entrenamiento para extinguir incendios transportando cubos de agua fue la experiencia más cercana que tuve al ejercicio.

Recuerdo dos cosas que me marcaron. La primera fue un día en que, de repente, mi padre vino a buscarme a la escuela. Había escuchado la noticia de que un avión enemigo había atacado, y seguramente no pudo quedarse en casa y corrió a la escuela. Yo estaba un poco avergonzada delante de mis amigos, pero todavía recuerdo claramente la cara de desesperación de mi padre cuando entró corriendo en la clase.

Mi padre siempre estaba ocupado trabajando y no pasábamos mucho tiempo juntos. Pero cada vez que recuerdo la expresión de su rostro aquel día, siento que realmente me quería mucho. Estoy segura de que todo el mundo tiene uno o dos recuerdos de este tipo en el fondo de su memoria.

El segundo recuerdo que me marcó tiene que ver con lo a menudo que nos escondíamos en un refugio antiaéreo. Durante la guerra, era muy común que la gente cavara hoyos en sus jardines y se refugiase allí. No importaba si era de día o de noche: cada vez que un avión enemigo nos sobrevolaba, sonaba una sirena. Era un sonido parecido al de la alerta de terremotos que emiten ahora los teléfonos.

En el refugio antiaéreo, las manos rugosas de mi padre envolvían las mías, que no paraban de temblar. Los recuerdos son algo curioso: ochenta años después, todavía me viene a la mente el calor de sus manos.

Pero ¿por qué las manos de mi padre eran tan ásperas? No me di cuenta de la razón hasta mucho después: mi padre trabajaba con sus manos para mantener a la familia. Lo entendí cuando me convertí en ama de casa y las manos se me pusieron ásperas porque empecé a cocinar cada día. Multitud de generaciones y madres han trabajado para cuidar a toda su familia, algo que han antepuesto a su propio cuidado.

Muchas personas tienen las manos y el corazón ásperos porque no hay crema, por muy efectiva que sea, que funcione si uno no tiene tiempo para sí mismo: eso es lo que le pasaba a mi padre.

Pero no te desanimes, y es que un día alguien se dará cuenta de lo duro que trabajas y lo apreciará.

**Una chica que no sabía lo que quería**

La época anterior y posterior a la guerra fue muy dura. Eran tiempos peligrosos, e ir de viaje era algo casi imposible. Era un sentimiento asfixiante ligeramente parecido al de la situación que vivimos con la pandemia del covid-19.

Además, en ese momento no teníamos tiempo para pensar sobre lo que deseábamos hacer en el futuro o en qué aspirábamos a convertirnos. Haber sobrevivido otro día ya era un motivo para celebrar, y cada día se vivía con desesperación. En aquella época, no tenía ningún sueño para mi futuro; es más, ni siquiera era capaz de pensar en lo que quería del presente. Solo me impulsaba el deseo de supervivencia.

«Cuando tenga la edad apropiada, me casaré y formaré una familia». Los jóvenes de hoy en día pueden tomárselo como una broma, pero este era el mayor sueño que podía imaginar entonces. ¡Quién me habría dicho a mí que setenta años después, con ochenta y siete años, estaría trabajando como monitora de *fitness*!

Así pues, ¿podrías escucharme un momento? Tanto si en tu vida no hay actualmente nada de especial interés, si te abruman las tareas que debes realizar, o si no sales de casa ni con tus amigos y te parece que los días carecen de color, aún es demasiado pronto para rendirte y pensar que la vida no es interesante. Si vives lo suficiente, tendrás muchas oportunidades.

Cuando atravieses una etapa más tranquila, haz todo lo que puedas por tu propio crecimiento. Más tarde, verás los frutos.

Además, hoy en día tenemos mucha libertad. Cada mañana me bebo un vaso de agua y doy gracias a los cielos por poder hacer estiramientos ese día. Lo damos tan por sentado que ni siquiera nos percatamos, pero en esta época hay mucha más libertad que en el pasado: por eso creo que todo el mundo debería hacer lo que le guste. Siempre puedes fingir que no sabes que el resto de la gente te observa.

# De una dama de Ginza a la ajetreada vida de ama de casa

## No tuve ni un segundo para mí misma

Después de todas esas experiencias, me gradué de la escuela para mujeres y conseguí trabajo en un centro comercial de Ginza, en una tienda de ropa de marca para niños. En aquel entonces, trabajar allí era todo un lujo, así que tuve suerte.

En aquella misma época, decidí casarme con mi actual esposo, a quien había conocido a través de un amigo, después de un año de noviazgo. Mi marido tiene una personalidad muy tranquila, del todo opuesta a la mía: a mí me encanta hablar. Por eso hacemos tan buena pareja, y casi nunca nos peleamos.

A menudo, me preguntan cómo fue la propuesta de matrimonio: lamento romper la magia, pero, en esa época, aquello no era costumbre. En los viejos tiempos, los romances apasionados que vemos en las series eran muy raros. Me convertí en un ama de casa normal y corriente, pero feliz.

No obstante, mi vida dio un giro «inesperado». Me casé a los veinticuatro años, y con el nacimiento de mi primera hija, mi vida se convirtió en todo un frenesí de actividad. Hasta mi matrimonio, había vivido en la casa de mis padres y me habían mimado mucho. Por eso, hacer las tareas del hogar y cuidar a los niños me resultaba durísimo, ya que todo era nuevo para mí. No había día que no me sintiera en apuros, y mi mente rezaba en busca de ayuda.

Tres años después nació mi segunda hija. Yo tenía que limpiar la casa, preparar las comidas, ayudar a mis hijas a que todo fuera bien en la guardería, la escuela primaria y la secundaria. Estaba al límite: cada día era un caos, como si un tifón hubiera atravesado mi casa.

Durante esa época me movía mucho. Lo cierto es que tenía mucho «trabajo» y me resultaba difícil cuidar de mí misma y dedicar tiempo a lo que me gustaba.

Cada día tenía cosas que hacer. Quizá gracias a eso mi cuerpo se mantuvo en perfectas condiciones: 150 centímetros de altura y 42 kilos de peso. Me movía con mucha facilidad.

Además, nunca me puse enferma, ni siquiera un resfriado a lo largo de mis treinta, cuarenta y cincuenta años. No experimenté ningún síntoma de la menopausia, que suele comenzar alrededor de los cincuenta. Tenía el azúcar y la presión arterial a niveles muy normales. Siempre dediqué todas mis fuerzas a mis hijas, así que agradezco que mi cuerpo se volviese tan robusto. En aquel momento, no tenía mucho tiempo para mí misma, pero sí que tenía mi propio rol. Ahora que lo pienso, eso fue positivo para mí.

Después de que mis hijas se casaran y se independizasen, me di cuenta de lo agradecida que estaba de haber desempeñado el papel de esposa y madre. Hoy en día, muchas mujeres siguen trabajando, y las respeto desde el fondo de mi corazón. A medida que tu «rol» aumenta, «tu tiempo» puede reducirse. Pero que te pidan que desempeñes un rol es, realmente, algo especial.

Siempre habrá momentos turbulentos en la vida: son una prueba de que estás cumpliendo ese rol. En especial, las mujeres se casan, dan a luz, crían y cuidan de los hijos… Dependiendo de la etapa de tu vida, las prioridades cambian.

Por otro lado, los periodos turbulentos no pueden durar para siempre. Tras el invierno llega la primavera: en mi caso, llegó cuando había cumplido sesenta y cinco.

# El día en que me di cuenta de que estaba gorda

## Me había acostumbrado a huir de las tareas del hogar

Lo cierto es que quería ocultar lo que ahora te contaré, pero tengo que hablar de ello. Cuando cumplí los cincuenta, sufrí la mayor crisis de mi vida: engordé quince kilos. La razón es simple: cuando mis hijas se casaron, de pronto tuve mucho tiempo libre. Pasaba los días viendo la televisión mientras picaba algo, y no hacía nada más. Para qué engañarse: cuando las personas tenemos mucho tiempo libre, lo empleamos más mal que bien.

Mis hijas y mi marido empezaron a preocuparse y a preguntarme si había engordado. Lo divertido es que yo no me daba cuenta de cómo estaba cambiando mi cuerpo y les dije que no era para tanto. Sin embargo, cada vez me lo decían más a menudo, así que decidí ponerme unos pantalones que hacía mucho tiempo que no usaba y ¡resulta que me apretaban y la cremallera no cerraba! Los pantalones no me pasaban de las rodillas. ¡Estaba en *shock*! ¡No me lo creía!

Cuando había estado tan ocupada cuidando de mis hijas, los pantalones me habían entrado sin problemas. Antes había tenido una figura esbelta, sin duda, pero… cuando me quise dar cuenta, ya tenía tres michelines y la barriga no me dejaba ver el suelo. Pesaba cincuenta y siete kilos.

Esto también era un inconveniente en el día a día, como por ejemplo al limpiar el baño. Hasta aquel momento limpiaba la bañera sin meterme dentro: doblaba la parte superior del cuerpo y estiraba el brazo que sostenía la esponja. No obstante, para entonces me costaba limpiar la bañera en esa postura y me hacía daño, supongo que debido a mi barriga. Por eso mi marido me compró un cepillo de mango largo, pero esto me frustraba y seguí limpiando la bañera como lo había hecho siempre. Pero un día perdí el equilibrio y me di un golpe en la frente contra la bañera. Por otro lado, tampoco me gustaba salir en las fotos. Cuando mis hijas, que solo vienen a casa de vez en cuando, querían que nos tomáramos una foto de recuerdo, yo les daba la espalda y les decía que ni hablar. Por eso no tengo ninguna foto de aquella época. Echando la vista atrás, habría sido divertido salir al menos en una. Pero cuando tienes sobrepeso, no te apetece aparecer en las fotos. Si eres mujer, quizá entiendas a qué me refiero…

**La historia de cómo Takimika escondía su barriga**

Cuando subes de peso, necesitas ropa nueva, por decirlo de una forma sencilla. Sin embargo, te sientes triste al ver que tu ropa es una o dos tallas más grande. En consecuencia, tienes muchas menos oportunidades de ir a la moda, y elegir la ropa que deberá cubrir tu figura puede ser aburrido. Ocultar tu figura es como esconder tus verdaderos sentimientos. «Quiero ropa suelta para que no se me vea apretada». ¿Verdad que eso es lo que piensas? Me parece muy triste.

En cuanto desarrollas la costumbre de esconder tu cuerpo, empiezas a odiar mirarte al espejo. Las opciones de ir a la moda son cada vez menores, y vestirte se vuelve aburrido. Como resultado, disfrutar de la moda (uno de los placeres de esta vida) se reduce a una sola opción.

A lo mejor los jóvenes no lo saben, pero… da igual que tengas sesenta o noventa años: una siempre quiere vestir a la moda.

«Ya soy mayor, así que no me importa ir a la moda». ¿Crees que alguien piensa así por haber cumplido muchos años? ¡De ninguna manera! A medida que envejezco, tengo incluso más ganas de disfrutar de la moda con libertad. Quiero probarme ropa que antes no he podido ponerme por miedo al qué dirán: no dejes que te digan cómo deberías vestir.

Es más, a mis noventa años, la «moda» es mi fuente de energía. No importa si en realidad no sigues la moda general: lo fundamental es que sientas la confianza de usar la ropa que te guste.

Si no te resulta agradable la forma en que te ves, tu día a día será muy aburrido. Por otro lado, si te gusta cómo vas vestida, tu humor mejorará de inmediato. En este sentido, me he vuelto una persona mucho más sensible que cuando era joven. Para alguien como yo que ya está en la segunda mitad de su vida, cada día es mucho más importante que antes. Por eso, cuando no conseguí ponerme aquellos pantalones, al fin me di cuenta de que mi cuerpo estaba hecho un desastre.

En aquella época abrieron un gimnasio en mi vecindario, y mi marido, que estaba preocupado por mí, me dijo que por qué no lo intentaba. Al principio no me apetecía, pero mi esposo me dijo que él me llevaría en coche. Entonces me levanté del sofá y decidí intentarlo una sola vez. Traté de que él viniera conmigo, pero no lo conseguí. En cierto modo, ¡siento como si hubiera caído en una trampa!

Pero nunca imaginé que ese día iba a cambiar mi vida.

(Continúa en el capítulo 5, página 93)

Los únicos bombachos que todavía conservo de aquella época.

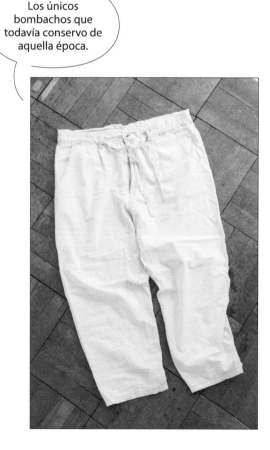

# Las tres comidas de Takimika

Muchas veces me dicen que mi dieta es peculiar. Para empezar, como mucho durante el desayuno y la cena. Tanto por la mañana como por la noche, incluyo alimentos fermentados como el *natto,* el kimchi y el yogur. La gente se sorprende de que una pareja de noventa y noventa y dos años se lleve tanta comida a la boca. Además, me he dado cuenta que la cantidad de *natto* en cada paquete ha ido disminuyendo a lo largo de mi vida y ahora, si no como dos paquetes, no me siento satisfecha.

Por otro lado, mi comida del mediodía es muy ligera. Suelo comer una fruta y algún lácteo. No me gusta que mi cuerpo se sienta pesado al hacer ejercicio. Me entra sueño y me paso el día sin hacer nada.

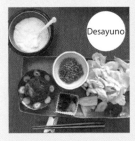
Desayuno

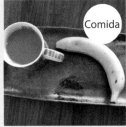
Comida

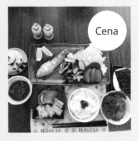
Cena

# La gimnasia Takimika

**Entrenamiento muscular**

Cuatro rutinas para todo el mundo

# El mito de perder músculo con la edad

En el capítulo 2 hemos incrementado el rango de movimiento de las articulaciones y fortalecido el torso. Lo siguiente es el entrenamiento muscular. Si ahora que tu cuerpo tiene más movilidad también consigues desarrollar músculo, estarás en mejor forma que nunca. Yo misma empecé a entrenar los músculos a los setenta y nueve años, cuando contraté a un entrenador personal.

El entrenador Nakazawa me había comentado que, aunque no tenía sobrepeso, mi torso y cintura carecían de forma, y tampoco tenía músculo. Por eso empecé a levantar pesas y a desarrollar músculo por primera vez en ochenta años. Además, cuando usaba las pesas y el resto de máquinas, me esforzaba mucho para saber qué músculos estaba fortaleciendo en ese momento y así entrenar de manera eficiente.

Me sorprendió no notar nada diferente, pero Nakazawa decía que cada vez que nos veíamos observaba los cambios en mi cuerpo. Además, Michiko Sato (p. 18), que ahora practica gimnasia Takimika, también me dijo que estaba sorprendida por lo mucho que me había cambiado el cuerpo desde que nos conocimos años atrás.

En general, el pico de la fuerza humana es a los veinte años. Después, la fuerza empieza a disminuir un uno por ciento cada año, y se dice que a los setenta tenemos aproximadamente la mitad de la masa muscular que a los veinte. Este fenómeno de pérdida de masa muscular se denomina sarcopenia. Si no remediamos esta situación, aumenta el riesgo de caerse y romperse un hueso. Podemos acabar teniendo que pasar el resto de nuestra vida en la cama.

Pero no te preocupes: mírame y te darás cuenta de que se puede ganar músculo a cualquier edad. Si continúas haciendo gimnasia Takimika, dentro de diez años la teoría de la pérdida de músculo con la edad ya no se te podrá aplicar. Si esto sucede, el futuro será mucho mejor.

# Entrenar el cuerpo con el mínimo movimiento

La parte inferior del cuerpo o «tren inferior» contiene alrededor del setenta por ciento de la masa muscular total. Por eso, relajar y entrenar la parte inferior del cuerpo es el camino más corto para conseguir la figura que deseas. En concreto, hacer sentadillas mata tres pájaros de un tiro: fortalece el torso, las rodillas y levanta la cadera. ¡¿Cómo saltarse este ejercicio?!

En este capítulo te ofrezco cuatro ejercicios básicos de entrenamiento muscular con los que podrás fortalecer la parte inferior del cuerpo, la parte delantera, la trasera y los músculos abdominales. He seleccionado con mucho cuidado estos ejercicios para que puedas entrenar todo el cuerpo. Además, cuantos menos ejercicios haya, más fácil son las cosas, ¿no? Me gustaría que hicieras de estos ejercicios, así como de los dos estiramientos, un nuevo hábito. Si entrenas con regularidad, mantendrás alejados muchos dolores y molestias.

Mis rodillas son la prueba. Hubo un tiempo en que también me preocupaba sufrir dolor de rodillas: por eso, le pregunté a Nakazawa a qué edad me empezarían a doler, y me dijo que las personas que entrenan los músculos en torno a las rodillas nunca sufrirán este tipo de molestias. En ese momento aún hacía muy poco que había empezado con el entrenamiento muscular, así que no me lo creía del todo. Pero ahora lo puedo confirmar. Muchos de los dolores y problemas que aparecen con la edad pueden evitarse entrenando los músculos. Es genial, porque puedes evitar enfermedades y lesiones mientras disfrutas del ejercicio.

Para realizar los ejercicios de la gimnasia Takimika no necesitas nada especial, por lo que puedes hacerlos en cualquier momento y en cualquier lugar, aunque solo sea durante un segundo.

¡Es hora de que te inicies en el mundo del entrenamiento muscular con la gimnasia Takimika!

Fortalece el
tren inferior

# Sentadilla en equilibrio

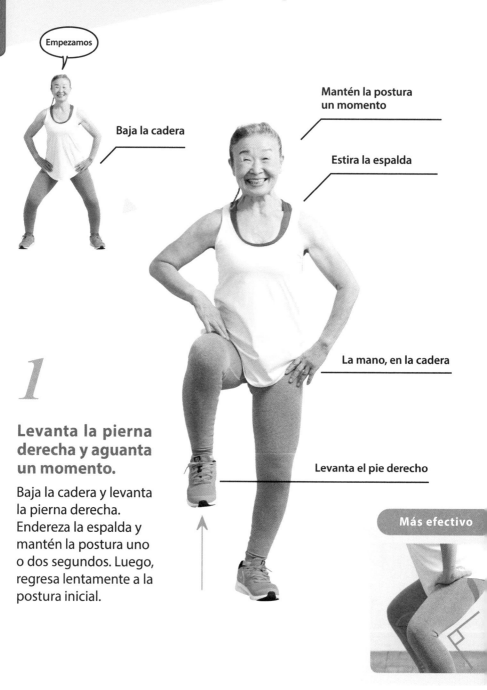

Empezamos

Baja la cadera

Mantén la postura
un momento

Estira la espalda

La mano, en la cadera

Levanta el pie derecho

Más efectivo

## 1

### Levanta la pierna derecha y aguanta un momento.

Baja la cadera y levanta la pierna derecha. Endereza la espalda y mantén la postura uno o dos segundos. Luego, regresa lentamente a la postura inicial.

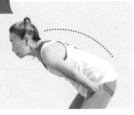

Vuelve a esta postura

Mantén la postura un momento

## 2

### Levanta la pierna izquierda y aguanta un momento.

Igual que en el paso
1, levanta la pierna
izquierda y mantén
la postura uno
o dos segundos.
Luego, retoma poco
a poco la postura
inicial.

\ Objetivo /

*1* y *2* son
una serie

Total

**10** series

Levanta el pie izquierdo

**Mantén las rodillas en un ángulo de 90 grados.**

Mantener el ángulo de las
rodillas y hacer que la cadera
sobresalga te ayudará a
concentrarte en los músculos de
los muslos (los isquiotibiales),
que tienen una importancia
fundamental.

79

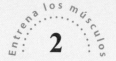

Entrena los músculos

**2**

Ejercicio

# La libélula

Estira la columna

Los brazos siempre rectos

## 1

Saca el culo

### Levanta los brazos poco a poco.

Extiende poco a poco los brazos hacia los lados, como si fueran las alas de una libélula. Una vez que te acostumbres, puedes levantarlos más allá de la altura de los hombros. Aprieta y aguanta la postura unos segundos mientras los omóplatos se juntan.

**Más efectivo**

### Sé consciente de los omóplatos.

Mover los omóplatos hacia dentro y hacia fuera fortalece los músculos de la espalda. Sé consciente de ese movimiento.

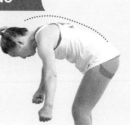

**Junta los omóplatos**

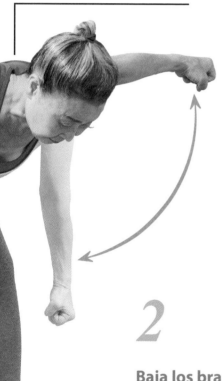

Incluso mejor si lo haces con una botella.

Puedes llenar una botella de agua de quinientos mililitros para utilizarla como mancuerna y que el ejercicio sea aún más efectivo.

## 2

**Baja los brazos poco a poco.**

En la misma postura, baja lentamente los brazos. Recuerda mantener el abdomen contraído y respirar.

\ Objetivo /

*1* y *2* son una serie

····· Total ·····

**10 series**

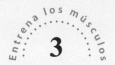

Entrena los músculos

**3**

Ejercicio

# Reverencia

**Estira la espalda**

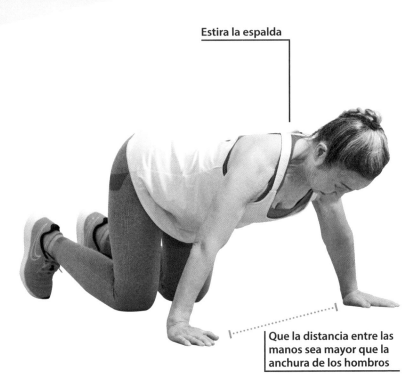

**Que la distancia entre las manos sea mayor que la anchura de los hombros**

## 1

### Ponte a gatas y haz fuerza con el abdomen.

Ponte a gatas; la distancia entre las manos debe ser mayor que la anchura de los hombros. Mantén la posición y haz fuerza con el abdomen.

**Más efectivo**

### ¡Haz fuerza con los brazos!

Haz como si fueras a hacer flexiones y entrena el pectoral y los brazos. Si eres capaz de sostener tu cuerpo con los brazos, no te lesionarás aunque te caigas.

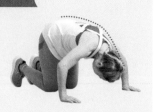

# 2

## Mantén el torso hacia abajo.

Dobla los codos en un ángulo de 90 grados y baja lentamente la parte superior del cuerpo. Detente justo antes de que la cara toque el suelo y mantén la postura tres segundos. Será como si hicieras una reverencia.

**Mantén los codos en ángulo recto**

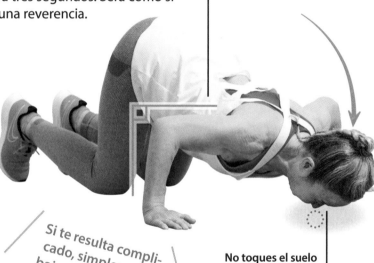

*Si te resulta complicado, simplemente baja el cuerpo hasta donde puedas.*

**No toques el suelo**

**Mantener tres segundos**

\ Objetivo /

*1, 2* y *3* son una serie

····· Total ·····

**10 series**

# 3

## Vuelve a la postura inicial.

Estira los codos y levanta el cuerpo poco a poco. Mantén la espalda recta.

Entrena los músculos

**4**

# Acerca las rodillas

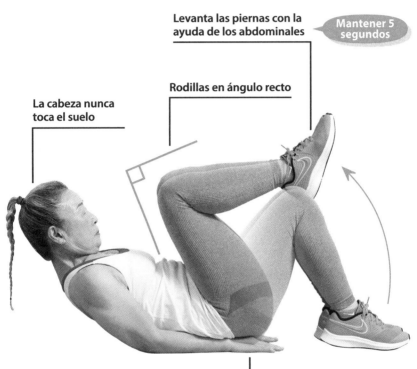

Levanta las piernas con la ayuda de los abdominales

Mantener 5 segundos

Rodillas en ángulo recto

La cabeza nunca toca el suelo

Coloca las manos debajo de las nalgas

*1*

## Acerca la rodilla hacia la cara.

Dobla las rodillas y acércalas a la cara utilizando los abdominales para levantarlas, y mantén la postura cinco segundos. Si te cuesta, no las acerques tanto o aguanta menos tiempo.

### Más efectivo

**Con las rodillas juntas.**

Si lo haces con las rodillas juntas, será más efectivo. Si las separas, el efecto se reduce a la mitad.

# 2

**Así NO**

✖ No apoyes los pies en el suelo.

Es mejor hacerlo una vez sin tocar el suelo que diez tocándolo. Puedes hacerlo solo una vez al día, así que intenta no tocar el suelo.

## Baja los pies sin llegar a tocar el suelo.

Baja los pies hacia el suelo sin llegar a tocarlo y utiliza los abdominales para aguantar la postura cinco segundos. Si te cuesta, puedes ajustar la altura y el tiempo.

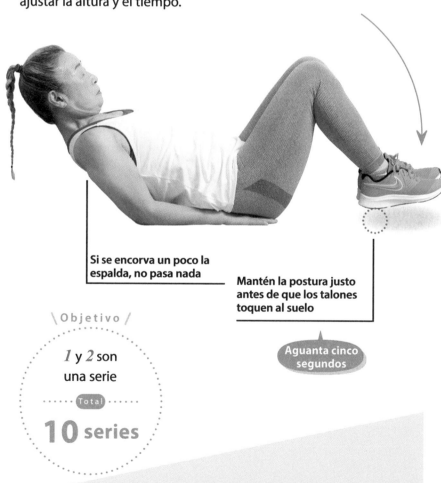

Si se encorva un poco la espalda, no pasa nada

Mantén la postura justo antes de que los talones toquen al suelo

\ Objetivo /

1 y 2 son una serie

Total

10 series

Aguanta cinco segundos

Estiramiento

**2**

# Balanceo de rodillas

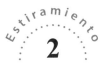

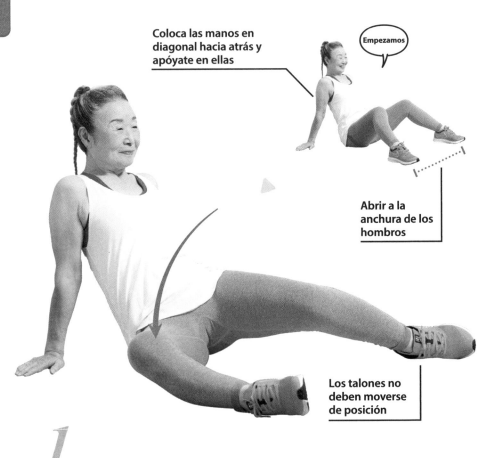

Coloca las manos en
diagonal hacia atrás y
apóyate en ellas

Empezamos

Abrir a la
anchura de los
hombros

Los talones no
deben moverse
de posición

*1*

## Inclina las rodillas hacia la derecha.

Inclina las rodillas hacia la
derecha y acércalas poco a poco
al suelo. Ten cuidado de mantener
los talones en la misma posición.
No pasa nada si las rodillas no
llegan a tocar el suelo.

**Más efectivo**

Mueve las caderas,
no las piernas.

Es importante que no te
confundas y muevas las piernas,
ten cuidado de mover solo la
cadera y balancear con cuidado
las rodillas.

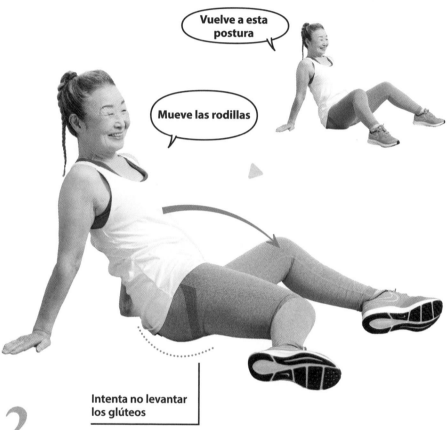

**Vuelve a esta postura**

**Mueve las rodillas**

**Intenta no levantar los glúteos**

## 2

### Inclina las rodillas hacia la izquierda.

Inclina las rodillas hacia el lado contrario que en el paso 1. Para que sea efectivo, intenta que el trasero no se eleve del suelo. Disfruta de la sensación de dolor mientras se elimina la rigidez de la cadera.

\Objetivo/

*1* y *2* son una serie

· · · · · Total · · · · ·

**10 series**

Estiramiento

## 3

# Las plumas del pavo real

## 1

**Coloca las manos en el suelo y dibuja un arco arriba y abajo.**

Túmbate bocarriba con una toalla debajo de los hombros y dobla las rodillas. Mantén el dorso de las manos en el suelo y muévelas en forma de arco. Junta las manos por encima de la cabeza y desplázalas poco a poco hacia abajo, como si fueras un pavo real que extiende sus plumas.

Rodillas levantadas

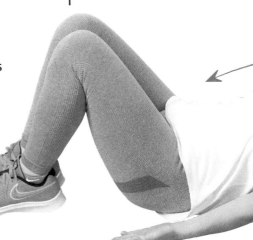

Las manos en el suelo y con las palmas hacia arriba

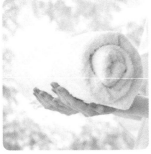

**Prepara una toalla.**

Coloca una toalla de baño enrollada debajo de los hombros para aumentar el rango de movimiento de los omóplatos. También puedes usar un cojín pequeño más o menos de la altura de un puño.

### Más efectivo

**No retrocedas.**

Lo importante es relajar la rigidez de hombros, así que no te preocupes por la velocidad con la que mueves los brazos. Estírate con lentitud, como un pavo real.

## Así NO

 Que las manos no floten.

Si la toalla de baño tiene demasiada altura, el dorso de la mano no tocará el suelo. En ese caso, la cintura estará demasiado cargada, así que quítate la toalla.

 No estires las rodillas.

Estirar las rodillas aumenta la presión en la zona lumbar. Si quieres estirar las rodillas, quítate la toalla de la espalda.

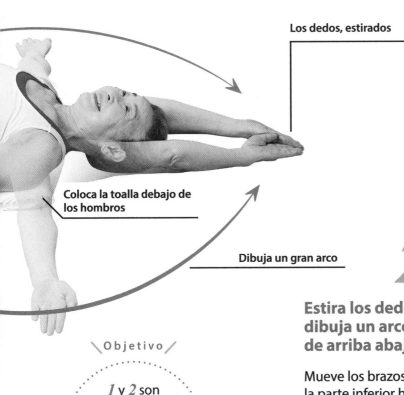

**Los dedos, estirados**

**Coloca la toalla debajo de los hombros**

**Dibuja un gran arco**

\Objetivo/

*1* y *2* son una serie

······ Total ······

**10 series**

## 2

**Estira los dedos y dibuja un arco de arriba abajo.**

Mueve los brazos desde la parte inferior hacia la superior, hasta encima de la cabeza. Si puedes, junta las manos sobre la cabeza. El dorso de la mano siempre toca el suelo. Los dedos, estirados.

# El estilo Takimika también implica descansar

Y bien, ¿qué tal ha ido el entrenamiento muscular?

La gimnasia Takimika está llena de beneficios, pero primero lee las siguientes precauciones para poder disfrutar del ejercicio con seguridad y evitar accidentes y lesiones:

- Hidrátate bien.
- Haz los ejercicios dentro de un rango razonable. Descansa si no te encuentras bien o sientes dolor.
- Si padeces una enfermedad crónica, consulta primero a tu médico.
- Las personas mayores deben ir con cuidado de no caerse y hacer los ejercicios sobre una alfombra o el césped.

Tampoco importa si eres mayor o joven, lo importante es que practiques estos ejercicios con regularidad. No son demasiado difíciles o dolorosos, tampoco excesivamente fáciles: son de un nivel de intensidad moderado y te harán sentir un «cansancio cómodo», para que seas capaz de hacerlos todos los días.

No pasa nada si te tomas un descanso porque estás de viaje de negocios o ese día vas a salir (aunque puedes hacer los ejercicios solo durante un segundo). Pero, por favor, retoma los ejercicios de la gimnasia Takimika en cuanto tengas ocasión. En ese momento, lo fundamental es que no te pases con los ejercicios para intentar compensar el tiempo de descanso. Si piensas en lo que no has podido realizar en el pasado, te cansarás. Mira siempre hacia el futuro y trata de construir algo nuevo desde cero.

Además, no tengas miedo a descansar, incluso en mitad de un entrenamiento. Si te sientes raro, respira profundamente y bebe agua para sentirte mejor. No tienes que hacer el ejercicio «hasta el final», y en un buen entrenamiento descansar también es de gran importancia. Después de un ejercicio extenuante, haz estiramientos para relajar el cuerpo y prevenir la fatiga muscular.

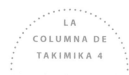
# Los secretos de Takimika

**Comida favorita** ¡Me encanta la carne! Sobre todo el bistec al punto.

**Conocimientos** Cuando era pequeña aprendí a tocar el koto, el *shamisen,* a tejer, a hacer ikebana y a preparar el té.

**Aficiones** Me encantan las flores y las plantas: siempre las observo cuando salgo a pasear.

**Moda** Quise hacerme un *piercing* en el ombligo, pero mis padres nunca me dejaron y abandoné la idea.

**Vista** Me operaron de cataratas a los noventa, así que ahora veo de maravilla.

**Peinado** Tengo la costumbre de masajearme el cuero cabelludo. ¿Por eso tengo tanto pelo?

**A la hora de dormir** Me voy a la cama con las trenzas. Me peino por las mañanas.

**Digestión** Desde que empecé a hacer ejercicio, ya no sufro estreñimiento.

**Fuerza** Ahora subo las escaleras muy rápido. Si tengo prisa, ¡las subo de dos en dos!

**Transporte** Voy en bicicleta para ir al gimnasio o de compras.

**Pies** En casa no llevo calcetines, es bueno para la salud.

**Accesorios** Utilizo un reloj inteligente para monitorear la frecuencia cardíaca.

# La historia de Takimika

**Parte 2**

¡Cuánto más tiempo pasa,
más fuerte me vuelvo!

# Nunca es tarde para empezar algo nuevo

Si me obsesiono con algo, puedo acabar ignorando todo lo demás.

A los sesenta y cinco años, yo, Mika Takishima, visité un gimnasio por primera vez. Fue el destino. Al principio solo quería adelgazar los quince kilos que había engordado, pero después de probar lo que era ir al gimnasio, me pareció divertido. Nunca había hecho deporte, pero me enganché al ejercicio.

Como he mencionado en la página 71, después de asistir al día de prueba, inmediatamente después de llegar a casa le pedí a mi marido la libreta del banco, porque había decidido inscribirme.

En ese gimnasio había diversas clases con monitor durante todo el día: aeróbic, yoga, baile hula, estiramientos, pesas e incluso piscina. Si te inscribías, podías asistir a todas las que quisieras. Al final decidía a qué clases iba en función de mi estado de ánimo. Me pasaba el día en el gimnasio, desde las diez de la mañana, cuando abría, hasta las cinco de la tarde. Era como si fuese de nuevo a la escuela: iba al gimnasio y participaba en varias sesiones.

Por supuesto, no me llevó mucho dominar todas las clases. Cuando cuento esto, la gente piensa que podía moverme con ligereza e intensidad desde el principio, y se sorprende por ello. Pero claro, esto no fue así: si llevas sesenta y cinco años sin hacer ejercicio, tendrás una barriga enorme, ¿no? Así que sí, al principio yo tampoco podía hacer casi nada. ¿Qué hacía, entonces? Al principio me ponía al fondo de la clase y observaba a los demás. Poco a poco, fui aprendiendo muchas cosas.

Por ejemplo, me di cuenta de que, en el aeróbic, que me parecía difícil, se repetían los mismos pasos todo el rato. Así pues, todo lo que tenía que hacer era bailar aunque me equivocara. Con el tiempo, la cantidad de partes que podía bailar fue aumentando, y cada vez era más divertido practicarlo. Poco a poco me abrí paso hasta la primera fila.

Me solían preguntar si no me daba vergüenza ir al gimnasio con sesenta y tantos, pero yo siempre contestaba que para nada. A fin de cuentas, nadie piensa en la edad cuando se está divirtiendo, ¿verdad? Ni cuando ves series, ni cuando haces manualidades, ni cuando cantas tu canción favorita. Pues es lo mismo con el gimnasio: en mi cabeza solo había lugar para el entusiasmo y la emoción de dominar los pasos. ¡No tenía tiempo de preocuparme por el qué dirán!

También me preguntaban cómo me las apañaba para hacer las tareas del hogar si me pasaba el día en el gimnasio. Fácil: iba al gimnasio por la mañana, después de terminar todo lo que tenía que hacer en casa.

Por ejemplo, cuando preparaba el desayuno, también dejaba la comida y la cena listas. Hervía rápidamente unas espinacas o dejaba el pescado ya hecho, y lo ponía todo en una fiambrera. De esa manera, cuando llegaba a casa, solo tenía que sazonarlo un poco, y la cena ya estaba lista. Así podía quedarme en el gimnasio una o dos horas más.

Mi marido nunca se quejó, siempre ha sido partidario de matar dos pájaros de un tiro y ahorrar tiempo. Me pregunto si las cosas salen mejor cuando te obsesionas con algo.

**Desafiarte te hace brillar**

La pregunta que recibo con más frecuencia es cómo lograr ser capaz de seguir la rutina de ir al gimnasio cada día cuando tienes muchas otras cosas que hacer. A muchas personas les sucede. Por eso, he estado pensando por qué yo sí logré seguir yendo al gimnasio con tanta facilidad.

Finalmente comprendí el motivo hace poco. Para mí, ir al gimnasio era un momento de liberación. En lugar de hacer algo porque «tenía» que hacerlo, me desafiaba a mí misma a hacer algo porque «quería» hacerlo. Eso fue para mí el gimnasio.

En fin, viví mi juventud durante la guerra, así que no tengo muchos recuerdos de lo que es ser una estudiante rodeada de amigos disfrutando de cosas divertidas, libremente y con una sonrisa en la cara. No era así como funcionaban los entrenamientos de extinción de incendios o aquellos en los que nos enseñaban a arrojar lanzas de bambú. Pero en esta vida no tenemos un botón de rebobinar. Por eso creo que ahora valoro todo lo que puedo el tiempo «libre». Por lo tanto, puede que aquellas personas que no son capaces de seguir una rutina de ejercicio no sepan cómo emplear el tiempo libre que tienen. La verdad es que, por sí sola, la simple «libertad» es aburrida, y por eso no consiguen dar el mejor uso a su tiempo. Por eso hay que combinar la libertad con «admiración» y «desafío», para volver a sentir la emoción.

Es necesario, pues, encontrar este sentimiento de admiración. Admiración por el baile, por salir a correr o por lo que sea. Si te marcas un reto que te resulte agradable, serás capaz de descubrir un mundo nuevo y tal vez consigas seguir haciendo ejercicio con regularidad.

Así, yo mejoré mis habilidades atléticas a los setenta años. Al echar la vista atrás, siento que me enfrenté a muchos desafíos cuando tenía setenta años. Por ejemplo, nadar. Hasta entonces, cuando iba a la piscina solo caminaba para relajarme. Pero un día un monitor me dijo que por qué no intentaba nadar, pues seguro que lo conseguiría. Estaba sorprendida porque nunca había nadado, pero decidí probar. Primero practicaba cómo respirar mientras caminaba por la piscina, y poco a poco aprendí a nadar. Con el tiempo conseguí nadar no solo a crol, sino también a mariposa.

Además, como decidí participar en una competición, también practiqué cómo tirarme de cabeza. ¡Te estoy escuchando! ¿Que eso es peligroso para mayores de setenta años?…

Al principio, la parte delantera del cuerpo se me ponía de color rojo cada vez que golpeaba la superficie del agua con el abdomen. El dolor no le gusta a nadie, por eso el cuerpo aprende de forma natural cómo sumergirse. En consecuencia, dos o tres años después participé en la competición para mayores y logré un récord en dos modalidades: estilo libre y braza. Esto me dio mucha confianza.

Casi en la misma época comencé a correr maratones. Me levantaba temprano y poco a poco iba aumentando la distancia que corría a diario. A los setenta y dos años completé un maratón. A los setenta y tres, conseguí realizar un *spagat*. En un principio, mi cuerpo estaba muy rígido, pero seguí practicando durante tres años hasta que lo conseguí.

Y, sobre todo, descubrí el baile *hula,* que es lo mejor que me ha pasado en la vida. Desde que lo empecé a practicar con setenta y cuatro años, se ha convertido en mi «compañero de vida».

Cada vez que pruebo algo nuevo gano un nuevo recuerdo que me hace sonreír. A fin de cuentas, la edad es solo un número.

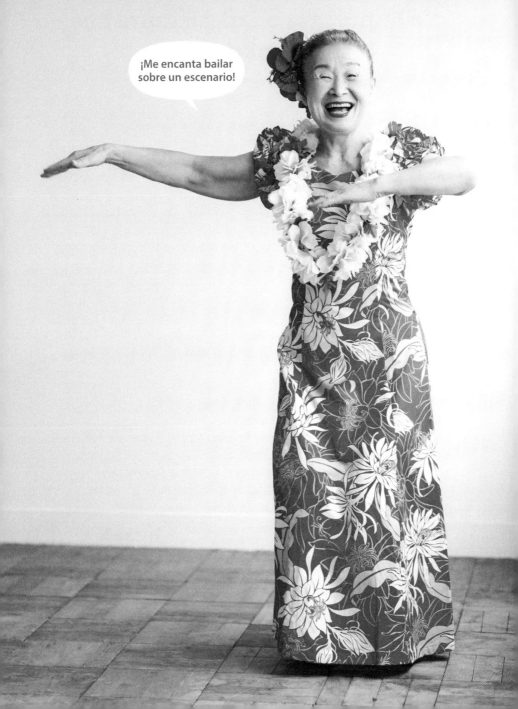

¡Me encanta bailar sobre un escenario!

# No importa la edad, siempre hay espacio para crecer

### Si crees que estás destinado a algo, no lo dejes escapar

A mis setenta años, me encantaba ir al gimnasio y aún quería estar guapa. Entonces, un día se me ocurrió que también me gustaría tener unos glúteos redondeados y firmes como los de una mujer brasileña o africana. En el Carnaval de Río en Brasil, las bailarinas tienen unos glúteos preciosos que cada año atraen la atención de todo el mundo, ¿verdad? A mí también me encanta bailar: por eso las admiro.

Fue Nakazawa, el supervisor de este libro, quien me ayudó a cumplir este extraño sueño. Nakazawa es un entrenador muy popular y con mucho recorrido en el mundo del *fitness*, e incluso fue nombrado gerente de un gimnasio con solo veinte años. La Takimika de hoy en día es el resultado de haber conocido a dicho «maestro».

El gimnasio del vecindario al que había ido desde que tenía sesenta años cerró, así que comencé a acudir a otro gimnasio. Allí conocí a Nakazawa, que era el gerente.

No obstante, en aquel momento nuestra relación era solo la de gerente y clienta, y transfirieron a Nakazawa a otro gimnasio. Unos siete años después, me volví a encontrar con Nakazawa en el gimnasio al que solía ir. Era su primer día como entrenador personal. Cuando me enteré, no me lo pensé dos veces y le dije que iba a ser su «estudiante». En otras palabras, me convertí en su primera alumna. Es una relación extraña, pero a partir de ahí empezamos a trabajar juntos. En aquel momento, yo tenía setenta y nueve años, y Nakazawa, treinta y cuatro.

Pensándolo bien, el entrenador era mucho más joven que mis hijas. Pero no hay que dejar que la edad de alguien nos paralice. Hay muchas personas increíbles a las que me encantaría pedir consejo aunque sean más jóvenes que yo. Además, Nakazawa atesora una gran cantidad de logros y, sobre todo, es una persona con carácter. Así que la edad en realidad no importa.

**Aquel que encuentra tus debilidades es tu maestro en la vida**

El día que comencé a recibir clases personales, hice la postura de yoga de aguantar sobre una sola pierna, y enseguida me tambaleé. No pude dar lo mejor de mí y eso me entristeció. Pero Nakazawa me animó diciéndome que no era culpa mía que el cuerpo se tambaleara: simplemente, no conocía el manual de instrucciones de mi cuerpo, por lo que no sabía usar el torso, y a partir de ese momento trabajaríamos para fortalecerlo.

¡Estaba tan sorprendida! Hacía diez años que iba al gimnasio y nunca habría imaginado que mi torso fuera débil. Además, tampoco sabía que existía un «manual de instrucciones». Es difícil encontrar tiempo para aprender de esas cosas de las que ni te percatas. Nakazawa señaló todos mis puntos débiles, y yo me sentí inspirada y feliz. ¿No dicen que, por muy pequeña que sea una cosa, nuestros predecesores desean que la hagas bien? Lo que quiere decir eso es que siempre es mejor tener a alguien con experiencia como modelo a seguir. Ahora que tengo noventa años, cada vez soy más consciente de cuánta verdad hay en esto.

Además, cuando nos hacemos mayores, en algunos casos la presión arterial y la frecuencia cardíaca aumentan de repente. Por eso Nakazawa aumentaba de manera gradual la intensidad de los ejercicios. Es importante evitar los ejercicios extenuantes y repentinos, y dejar que el cuerpo se acostumbre poco a poco.

**Una vida más plena a medida que envejezco**

En aquel momento, aún faltaban ocho años para que naciera «Takimika», la monitora que había cumplido los ochenta y siete.

A los ochenta años, intenté levantar pesas por primera vez, probé la pelota de equilibrio y seguí una dura rutina para fortalecer el torso. En cuanto a entrenamientos se refiere, Nakazawa me enfrentó a muchos desafíos que superé.

Siento no haber podido llegar al punto culminante de la historia, pero ya sabéis que mi vida es muy larga. Además, la segunda mitad de mi vida está repleta de acontecimientos. Es extraño hasta para mí. Después de todo, creo que el hecho de seguir haciendo cosas es la fuente de toda mi energía.

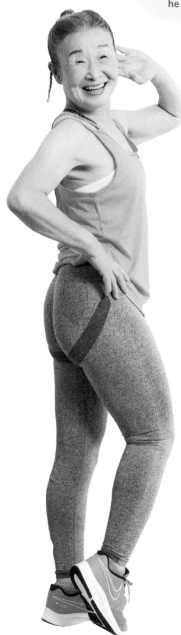

Se necesitan varios años para mejorar la cadera, y ¡lo he conseguido!

«No me interesa nada en este momento».
Si tú o alguien de tu entorno se encuentra en esta situación, por favor, no te desanimes. Nunca te rindas. Aunque solo sea durante un segundo, sigue haciendo algo todos los días. Si lo haces así, en el futuro tu vida será mejor.

# El debut de la monitora más longeva de Japón

## El día en que mi esfuerzo dio sus frutos

Y, de repente, llegó el día.

Nakazawa tenía que hacer una clase de capacitación en la prefectura de Yamanashi y me pidió que lo acompañara como su «estudiante única». Yo iba a participar como siempre: cuando llegara al sitio, me vestiría y esperaría a que comenzara la sesión. Pero unos treinta minutos antes de que empezara me llevé una gran sorpresa.

¡Nakazawa me pidió que fuese la monitora de la clase! Yo ya estaba entrando en pánico y me quedé en blanco. Pero llegando a Yamanashi, Nakazawa intentó convencerme y en esa situación ya no podía rendirme y huir, ¿verdad? Así que le propuse dar clase solo durante quince minutos, pero Nakazawa, con una cara muy seria, me dijo que no. Por supuesto, ningún monitor da clases durante solo quince minutos. Entonces discutimos: «No puedo», «Sí puedes», «¡No puedo!», «¡Puedes!». Al final, sentí el entusiasmo y la seriedad de Nakazawa, y justo antes de empezar la clase decidí darle una oportunidad. Supongo que esa determinación es el resultado de años de experiencia. Supe que no podía huir.

Y así nació la actual «Takimika». Por supuesto, en ese momento no podía decepcionar a mis estudiantes, pues la clase solo dependería de mí. Sin embargo, gracias al apoyo de Nakazawa, mi primera clase como monitora terminó siendo un éxito. Fue un día memorable, y me convertí en la monitora más longeva de Japón. La razón por la que Nakazawa me propuso dar la clase en el último momento es porque, a pesar de todo, ¡tengo pánico escénico! Nakazawa lo sabía y me dijo que, si me hubiera avisado con más tiempo, me habría puesto mucho más nerviosa.

### ¿Por qué Takimika es tan popular en el extranjero?

Desde que me convertí en monitora, he aprendido un montón. Me sorprendió que mis estudiantes estaban interesados en mí en tanto que profesora de ochenta y siete años. Con solo presentarme, la gente se sorprendía. Si posaba como una modelo, todo el mundo me vitoreaba.

Y si, como siempre hacía, realizaba un *spagat,* todo el mundo gritaba. En otras palabras, en mi caso, mi edad tiene poder de persuasión. Es verdad que desde la perspectiva de los jóvenes es muy fácil pensar que es imposible que yo pueda hacer algo así a mis ochenta y siete años, pero quien más se sorprendió fue mi familia.

Al principio mi esposo estaba muy confundido, pero me animó a que me esforzara dentro de un rango razonable. Mis hijas también me animaron diciendo que hiciera lo que más me gustara. Después, empecé a dar clases de vez en cuando. Durante la pandemia del covid-19 decidí dar clases en línea. Me enseñaron a usar el teléfono móvil inteligente y la *tablet,* y ahora puedo dar clase cuando quiera. Además, mi rostro se ha dado a conocer, y ahora hay muchas oportunidades de que la gente pueda hablar conmigo.

Me encanta hablar con las personas, así que estoy muy contenta por ello. Pero, de tanto hablar, la cantidad de tiempo que pasaba en el gimnasio se fue reduciendo. Por eso, pensé que la pandemia era el momento perfecto para deshacerme de todo lo que había en el comedor y lo convertí en una sala de entrenamiento. Ahora puedo entrenar todo lo que quiera y permanecer en contacto con mis alumnos desde mi propia casa. También me levanto temprano para tener ocasión de entrenar.

Fue muy interesante ver cómo mi vida se volvía cada vez más agitada unos años antes de cumplir noventa. Me puse unas pestañas postizas por primera vez para hacer una entrevista en una revista y publiqué fotos de comida y flores en redes sociales como Instagram y Facebook. Una vez, un vídeo mío salió en los medios alemanes y llegó a más de ocho millones de reproducciones. Dicen que se hizo «viral».

En parte por eso, recibí una oferta desde Alemania para dar una clase internacional: querían probar la gimnasia Takimika. Por supuesto, esto también era la primera vez que me pasaba.

A propósito, también hablaron sobre mí en una clase de la prestigiosa Universidad de Harvard, en Estados Unidos. Según la profesora de la clase de estudios japoneses, la frase «envejecer con energía» es inspiradora. Además, también recibo apoyo desde Rusia, Brasil, Malasia y muchos otros países.

Y hasta aquí mi presentación. Noventa años dan para mucho, ¿verdad?

Si mi vida fuera una frase inspiradora creo que sería: «Seguro que alguien notará que estás dando lo mejor de ti».

Es más, siento que alguna fuerza invisible nos recompensa por la cantidad de esfuerzo que ponemos en ello. Así que no tengas dudas de que tus esfuerzos se verán recompensados. Tú eres más joven que yo, así que tendrás más oportunidades. Ahora que más gente vive hasta los cien años, en lugar de llevar una vida tranquila, es mejor hacer un montón de cosas.

Muchos jóvenes me preguntan qué tipo de ejercicios tienen que hacer sus padres mayores. Es verdad que a medida que envejecemos aumenta el riesgo de caer o tropezar. Cuando te tropiezas y caes es porque los músculos están débiles y hemos olvidado cómo usar bien el cuerpo. Pero quedarse en casa para evitar esto es contraproducente, porque el cuerpo se vuelve cada vez menos funcional. Por esta razón, me gustaría que le dieras una oportunidad a la gimnasia Takimika.

No te asustes por no haber hecho deporte durante décadas: es normal que al principio no te salgan los ejercicios. Pero si continúas practicando con regularidad, aunque solo sea un segundo al día, dentro de un año podrás mover el cuerpo con más suavidad. Mi propia experiencia así lo prueba, por lo que no tengas miedo a mover el cuerpo.

Incluso los jóvenes, cuando no tienen algo a lo que «engancharse», se aburren. No importa la edad, no tener una afición de tu agrado te hará sentir deprimido. Últimamente, las personas a las que les gusta mucho una celebridad o un pasatiempo hacen muchísimas cosas para apoyar a esa persona o esa actividad. Creo que eso es algo muy bonito.

Tu afición no tiene por qué ser el ejercicio. Sea cual sea, haz todo lo que desees. No importa la edad que tengas: serás más feliz si encuentras algo que te guste.

Ahora la esperanza de vida llega hasta los cien años, por lo que mueve el cuerpo cuanto puedas y «engánchate» a algo que te guste.

Si la mente está activa, el cuerpo también lo estará.
Si el cuerpo está activo, la mente también.
¡Os deseo a todos que viváis cien años llenos de felicidad!

# Deja de rendirte con las pequeñas cosas

¿No puedes evitar dejar las cosas a medias?

«He renunciado a limpiar y ordenar mi habitación».
«He dejado de estudiar».
«Me he cansado de cocinar».
«He renunciado a salir a la calle».

Hay muchas formas de «rendirse», ¿verdad?

Rendirse se convierte en un hábito.

Una vez comienzas a renunciar a cosas pequeñas, estas pueden ir creciendo poco a poco y convertirse en una avalancha. Al final, esto puede ser un problema.

De hecho, en los tres años que han pasado desde que me convertí en monitora, he recibido muchos mensajes de gente pidiendo ayuda.

«Quiero dejar mi trabajo».

Una mujer de treinta años me escribió esto porque ya no se sentía cómoda en su puesto de trabajo.

«No quiero seguir viviendo».

Lo cierto es que recibí unos cinco correos de este estilo. Quienes los escribieron estaban deprimidos porque su vida había cambiado radicalmente desde la crisis del coronavirus.

Sin embargo, después de intercambiar algunos correos electrónicos, recibí una respuesta positiva de todos: «No dejaré mi trabajo: me encanta lo que hago, así que no me rendiré», «Es mi vida, y no voy a tirar la toalla».

Parece que yo también puedo ayudar a los demás. Cada vez que me siento así, mi corazón se reconforta y me alegro de estar viva.

Mi padre me puso el nombre de «Mika» por un conocido suyo, médico de profesión. Sonaba bastante elegante hace noventa años. Ahora creo que puedo hacer justicia al significado del nombre: Mika quiere decir «futuro fragante», y lo cierto es que me encantaría que todos tuviéramos un «futuro fragante». ¡Lo digo en serio!

No tienes que ser alguien especial. Cualquier persona debería ser capaz de cualquier cosa. Al final, yo solo soy una mujer que empezó a hacer ejercicio a los sesenta y cinco años.

Como he dicho al principio, mi sueño es que nadie más se dé por vencido. Para empezar, recorreré las cuarenta y siete prefecturas de Japón para que nadie más se rinda. Después, quiero dar ánimos a la gente de todo el mundo: ya he empezado a estudiar inglés para eso.

Hasta el día en que por fin pueda conocerte, ¡mantengámonos sanos juntos!

¡Nunca te rindas!

Mika Takishima
Diciembre de 2021

# La próxima «Takimika» puedes ser tú

Conocí a Mika Takishima hará unos veinte años. Y hace once años me convertí en su entrenador personal. En aquel entonces, yo tenía treinta y cuatro años, y ella, setenta y nueve. En ese momento acababa de emprender mi propio negocio como autónomo, y tenía grandes aspiraciones. Ella fue la primera que reconoció mi valía a pesar de que no tenía el respaldo de ninguna empresa y se convirtió en mi primera alumna.

Por otro lado, la Takishima de aquella época no era tan musculosa como ahora, era una mujer normal de sesenta y cinco años. Sin embargo, di lo mejor de mí en los entrenamientos para ayudar a que su cuerpo y su mente evolucionaran, y ya han pasado ocho años desde que empecé a acompañarla.

Pensé que sería un desperdicio que se limitase a ser una alumna y la animé a convertirse en monitora de *fitness* a sus ochenta y siete años, la más longeva de Japón. En aquel momento nació «Takimika».

Desde entonces, Takimika ha llegado mucho más lejos de lo que nunca habría imaginado. Cuando la veo, me vienen a la mente muchos recuerdos.

«Ya estoy mayor, no puedo»: mi padre solía decir estas palabras en sus últimos años.

Hace poco, falleció a la temprana edad de setenta y un años. La causa directa fue un infarto agudo de miocardio, pero la verdadera causa fueron sus muchos años de inactividad física. Mi padre, que siempre se había entregado a su trabajo, después de jubilarse padeció del síndrome de desgaste profesional y comenzó a quedarse en casa. Solo veía la televisión y ni siquiera salía a caminar. Me metí en el mundo del *fitness* por mi padre, e hice todo lo que pude para que se moviera.

Sin embargo, no pude convencerlo, no tenía ningún interés en el deporte. Se dio de baja del gimnasio al que lo había apuntado y se deshizo de las máquinas para hacer ejercicio que le había regalado. Finalmente, se le formó un trombo en la pierna por estar siempre sentado, y en último término obstruyó su corazón.

Al principio, me sentía desesperado por no haber podido salvar a mi padre. Pero cuando conocí a Takimika por fin me di cuenta de que, si algo te llega al corazón, también querrás moverte. Y aunque sé que la muerte de mi padre es algo irreversible, sigo pensando en ello. «¿Qué diría mi padre si viera a Takimika?». Me pregunto qué habría pasado si la hubiera conocido: ¿habría decidido hacer ejercicio? Tal vez sí, o eso espero.

A muchas personas les cuesta hacer del ejercicio un hábito. Como alguien que ha estado dentro del mundo del *fitness* durante mucho tiempo, solo tengo un consejo que dar: si no puedes hacer ejercicio regularmente, si no consigues dar lo mejor de ti, recuerda a Takimika y sus palabras. Durante las clases siempre tiene una gran sonrisa y anima a sus alumnos. «¡Si estás cansado, no lo hagas, pero no te rindas!», «¡Con un solo segundo basta! ¡Lo importante es hacerlo cada día!».

«Si no puedes, no pasa nada» y «Hazlo cada día» pueden parecer frases contradictorias, pero la raíz del mensaje que Takimika intenta transmitir es la misma: «Disfruta y sigue adelante». Disfrutar y progresar van siempre de la mano.

Por eso quiero que todo el mundo recuerde la figura de Takimika y su brillante sonrisa: estoy seguro de que eso os animará.

Este libro no solo presenta los ejercicios de gimnasia Takimika, sino que, a través de su figura, se muestra una forma de vida que te mantendrá saludable. Su estilo de vida, tan positivo, nos sugiere «seguir disfrutando».

Como supervisor de este libro, sería un gran placer que esta obra pudiera serte útil en muchos momentos de tu vida.

Por último, recuerda que Takimika era una mujer corriente de sesenta y cinco años, en absoluto distinta de otra mujer de su edad. Puesto que la he acompañado durante veinte años, hay algo que solo yo puedo atreverme a decir:

Tú, que estás leyendo esto, puedes ser la «próxima Takimika».

Tomoharu Nakazawa, diciembre de 2021

# Mika Takishima

Es la monitora de *fitness* más longeva de Japón. Nació en Shinagawa el 15 de enero de 1931. La guerra terminó cuando tenía catorce años, y después empezó a trabajar en un centro comercial en Ginza. Se casó con su actual esposo y tuvieron dos hijas. Cuando se independizaron, empezó a vivir como una ama de casa sin preocupaciones y aumentó de peso drásticamente. Entonces su esposo la llevó a una sesión de prueba en un gimnasio. Cuando descubrió lo que era hacer ejercicio a sus sesenta y cinco años, se enamoró de la experiencia y empezó a ir al gimnasio todos los días. Perdió quince kilos en tres años y experimentó multitud de nuevas actividades, como nadar, correr maratones, hacer aeróbic y bailar *hula*. Su debut como monitora de *fitness* fue el tema del momento, y la gente dijo que se sentía llena de energía con solo mirarla. Apareció en una gran cantidad de programas de televisión y recibió una respuesta muy positiva por parte de la audiencia. En 2021 la elogiaron en una clase de la universidad de Harvard. Junto a su «maestro» Tomoharu Nakazawa, quiere enseñar por todo Japón la gimnasia Takimika, cuyos lemas son «la edad no importa» y «no te rindas». Ha aprendido a utilizar un teléfono móvil inteligente para usar las redes sociales y participar en clases *online*. Actualmente está aprendiendo inglés para poder dar clases por todo el mundo.

# Supervisor **Tomoharu Nakazawa**

Es el representante de Power Aging Co. y entrenador personal de Takimika. Nació en la prefectura de Saitama en 1974. Después de ser el capitán del equipo de voleibol en la universidad, trabajó en ocho gimnasios de tres clubes de *fitness* muy importantes de Japón. Es un entrenador carismático, en el top 3 en tasa mensual de captación de clientes. Con solo veintinueve años, ya había trabajado como gerente de gimnasios y desarrollador de programas de entrenamiento. Recibió muchos premios. Además, cuando pertenecía a un club de *fitness* de doscientos mil miembros, desarrolló once programas de ejercicios en un año y creó una gama de productos que tuvieron mucho éxito. En mayo de 2009 creó su propio negocio y en sus diez años como consultor y monitor de *fitness*, ha entrenado a unos dos mil quinientos monitores. En noviembre de 2020 fundó Power Aging Co., junto a Mika Takishima, su primera estudiante. Ambos trabajan para transmitir el estilo de vida que permite envejecer con energía hasta los cien años, estilo de vida que incluye la gimnasia Takimika.

Esperamos que haya disfrutado
de *El método Takimika,* de Mika Takishima,
y le invitamos a visitarnos
en www.kitsunebooks.org,
donde encontrará más información
sobre nuestras publicaciones.

Recuerde que también puede seguir
a Kitsune Books en redes sociales
o suscribirse a nuestra *newsletter.*

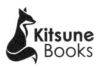